KB251199

두 번의 암이지만 괜찮습니다

두 번의 암이지만 괜찮습니다

죽음의 시련을 기적으로 바꾼 나만의 '건강지도'

초 판 1쇄 2026년 04월 27일

지은이 김영자 (해피손)
펴낸이 류종렬

펴낸곳 미다스북스
본부장 임종익
홍보국 김가영
편집장 이예나, 안채원, 김은진
디자인 윤영빈, 윤가희, 임인영
책임진행 국소리, 송가희

등록 2001년 3월 21일 제2001-000040호
주소 서울시 마포구 양화로 133 서교타워 711호, 808호
전화 02) 322-7802~3
팩스 02) 6007-1845
블로그 http://blog.naver.com/midasbooks
전자주소 midasbooks@hanmail.net
페이스북 https://www.facebook.com/midasbooks425
인스타그램 https://www.instagram.com/midasbooks

© 김영자 (해피손), 미다스북스 2026, *Printed in Korea*.

ISBN 979-11-7355-884-9 03510

값 20,000원

미다스북스는 다음세대에게 필요한 지혜와 교양을 생각합니다.

죽음의 시련을 기적으로 바꾼 나만의 '건강지도'

두 번의 암이지만 괜찮습니다

김영자
(해피손) 지음

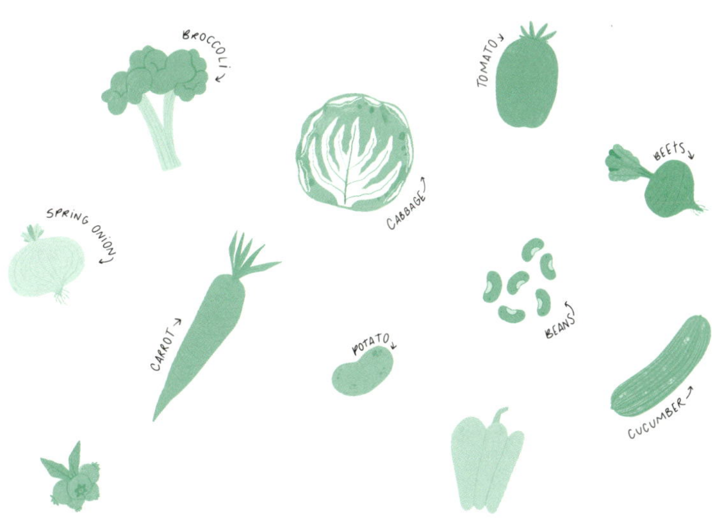

미다스북스

목차

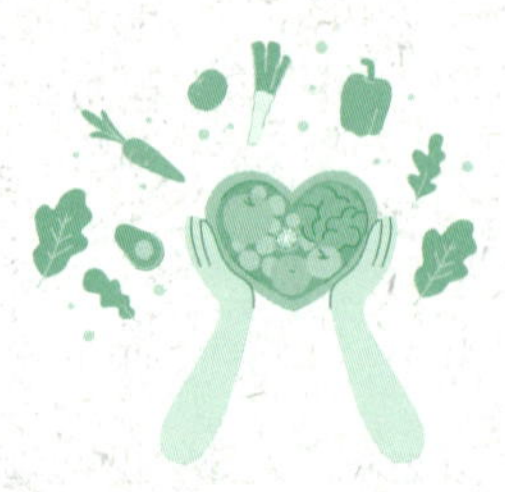

1장

암 투병도 빛나게 아름다울 수 있습니다, 함께라면

2장

하늘이 무너져 내린 날

5장

치유하는 행복, 치유하는 사랑

에필로그

추천사

인체의 생화학 작용은 의식의 산물이다. 연꽃(구수골에서 부르는 이름)의 생각, 신념, 의식으로 연꽃은 다시 새롭게 피어났다. 비가 내려도 3개월 동안, 한 시간이 넘는 구수골의 산길을 하루도 빠짐없이 하루에 다섯 번씩 오르내리는 자연과 하나되는 신념과 열정, 그리고 과일과 꿀효소물만으로 몸과 마음을 비우는 수행. 자신에 대한 진정한 사랑으로 연꽃은 새롭게 피어났다.

— 이태근(자연인, 『사랑의 자연치유』, 『하루 한 끼의 기적』 저자)

처음 저자를 알게 된 것은 암 환우에게 전하는 한 편의 글을 통해서였습니다.

그 글은 두 번의 암을 지나온 사람의 이야기임에도

놀랄 만큼 담담했고, 고통을 드러내기보다 조용히 품고 있었습니다. 무엇보다 인상 깊었던 것은 자신의 방법을 내세우지 않고, 같은 길 위에 선 이들을 그저 묵묵히 응원하고 있다는 점이었습니다.

그래서 이 이야기를 더 많은 이들과 나누면 좋겠다는 마음으로, 한 권의 책으로 써보시길 권하게 되었습니다. 그렇게 시작된 이야기가 마침내 한 권의 책이 되어 세상과 마주하게 되었습니다. 이 책은 고통을 이겨낸 기록을 넘어, 삶을 대하는 태도를 다시 바라보게 하는 이야기입니다. 암을 겪고 있는 환우와 가족, 그리고 평범한 하루를 살아가는 모든 이들에게 조용한 위로와 작은 쉼표가 되어줄 것입니다.

— 더블와이파파(『이 시대의 신중년이 사는 법』,
『마흔에 깨달은 인생의 후반전』 저자)

본 도서는 두 차례의 암, 재발이라는 극한의 상황 속에서도 삶의 주도권을 끝까지 놓지 않았던 한 환자의 치열한 기록이자 깊은 성찰의 결과물이다. 저자는 단순

                두 번의 암이지만 괜찮습니다

한 투병기를 넘어, 스스로의 몸과 마음을 이해하고 자연치유라는 길을 선택하며 삶의 방향을 재정립해 나가는 과정을 진솔하게 담아냈다. 특히 두려움과 절망 속에서도 '치유의 주체는 나 자신'이라는 메시지를 일관되게 전달하며, 독자에게 강한 울림과 실천적 통찰을 제공한다. 이 책은 암 환우뿐 아니라 삶의 위기를 마주한 모든 이들에게 회복과 희망의 가능성을 제시하는 귀중한 안내서라 할 수 있다. 경험에서 우러난 진정성과 구체적 실천 방법이 조화를 이루며, 독자에게 현실적인 용기와 방향성을 함께 제시한다. 따라서 본 도서를 진심으로 추천하는 바이다.

– 조정효(교수, 대전대학교 대전한방병원 동서암센터 센터장)

　의사보다, 의술보다, 의학보다 믿을만한 게 과연 있을까? 있다. 경험이다. 경험은 의사만큼이나 믿을만하다. 경험은 의술만큼이나 믿을만하다. 경험은 의학만큼이나 믿을만하다. 왜냐하면 의사 이전에, 의술 이전에, 의학 이전에, 경험이 먼저였기 때문이다. 경험이 없었다면 의사는 없었다. 의술도 없었다. 의학도 없었다. 의사를 믿는가? 의술을 믿는가? 의학을 믿는가? 그리고 병원을 믿는가? 그렇다면 경험도 믿어라. 이 책은 실전이자 경험 그 자체이다.

— 비티오(크리에이터, 『MZ 공무원은 도대체 왜 퇴사할까?』 저자)

『두 번의 암이지만 괜찮습니다』는 단순히 병을 이겨낸 투병기가 아니다. 이 책은 끝내 삶을 포기하지 않은 한 사람의 소중한 기록이다. 암이라는 거대한 두려움 앞에서도 저자는 무너지지 않고, 스스로 다독이며 한 걸음씩 다시 걸어갔다.

자연을 믿고, 몸의 소리에 귀 기울이며, 무엇보다 사랑하는 가족을 떠올리며 버텨낸 시간이 고스란히 담겨 있다. 그래서 저자 해피손 님의 글은 단순한 경험담을 넘어, 절망 속에 선 이들에게 조용히 손을 내미는 이야기다.

막막한 시간을 지나고 있는 이들에게 "괜찮다, 다시 살아갈 수 있다"라고 말없이 전해지는 책이다. 읽다 보

　　　　　　　　두 번의 암이지만 괜찮습니다

면 어느 순간, 나 자신을 더 아껴야겠다는 마음이 자연
스럽게 올라온다. 병을 다루는 법과 삶을 대하는 자세
를 배울 수 있다.

　살아낸 사람의 문장은 따뜻하다. 그리고 그 온기는
쉽게 사라지지 않는다. 이 책이 멈춰 선 누군가를 다시
앞으로 나아가게 만드는 계기가 되기를 바란다.

– 임진강(데미안)(『직진형 인간』,

『처음으로 공부가 재밌어지기 시작했다』 저자)

질병에 끌려다니지 않을 결심

평범하고 행복했던 삶이 와르르 무너졌다.

금융기관에서 만 39년간 근무한 평범한 직장인이었다. 남편, 두 딸과 함께 평온하고 행복한 일상을 살고 있었다. 그러다 갑작스레 암이 찾아왔다. 사형 선고 같은 재발암 4기까지 겪었다. 마른하늘에 날벼락 같은 암 선고를 받으면 머리가 전기에 감전된 듯 아무 생각이 없어진다. 눈앞이 안개처럼 뿌예진다. 눈앞에 눈물이 하염없이 흐른다. 처음 내가 겪은 원발암, 그 심정은 그동안 쌓아온 내 인생의 공든 탑이 우르르 무너지는 아픔이다. 망망대해에 나 혼자 떨어진 느낌이다. 어떻게 헤치고 나아가 생명을 살릴 수 있을까? 살 수 있을까?

암은 극복 가능하다.

　지금 내 삶의 질은 높다. 건강하고 행복하게 잘 살고 있다. 자연치유로 극복했다. 몸소 경험하고 체득한 지혜와 사례를 나누고자 한다. 막막하고 두 손 놓은 암 환우들께 도움을 주고 싶어 이 책을 쓴다. 경험자로서 몸소 체득한 경험과 지혜 사례를 나누고 싶다.

　암 선고를 받고 불안과 두려움으로 잠 못 이루는 환우들, 항암 치료와 방사선 치료로 피폐해져 지친 환우들.
　자연치유로 관리하고 싶은 환우들, 건강을 지키고 싶은 모든 분들께 도움을 주고 싶다.

　암 선고부터 수술, 항호르몬제 치료, 동양 의학으로 몸 관리, 12년 만에 재발암 선고, 암 발병 원인과 재발암 수술까지.
　자연치유로 몸 관리한 체험과 사례를 낱낱이 적었다. 암은 치료 가능하다. 재발한 유방암 4기에도 수술만 했

다. 항암 치료와 방사선 치료, 항호르몬제 투여는 거부
했다.

　이 책은 자연치유로 암을 극복하고, 건강하고 행복하
게 살고 있는 환자가 직접 겪고 쓴 체험서이다. 책을 읽
고 불안과 두려움을 없애고 희망과 용기를 얻기 바란
다. 암은 충분히 극복 가능하다. 여기에 암의 발병 원인
인 스트레스 관리법과 식이요법. 적절한 운동법은 물론
이고, 몸이완 요법으로서의 명상과 석문호흡. 요가와
차크라의 신비한 치유적 체험도 모두 담았다.

　2007년 원발암에서 2019년 재발암에 이르는 전 과정
의, 전인적 치료법과 치유법을 담았다. 그 후 현재까지
삶의 질을 높이며 건강하게 살고 있는 모든 비결도 함
께 담았다. 여행, 한 달 살기, 식이요법과 석문호흡 등
내가 체험한 내용을 하나하나 모두 담았다.
　의사에게 매달리지 마라. 치료의 기본은 본인에게 맞
는 치료법을 스스로 선택하는 방식이 가장 좋다. 책을

　　　　　　　두 번의 암이지만 괜찮습니다

읽고 병을 샅샅이 공부하고 내게 맞는 치료맵을 만들어라. 취할 것은 취하고 버릴 것은 버려라. 수술은 항상 내 의지에 따라 받을지 말지를 선택했다. 내 의지에 따라 동양 의학과 자연치유를 모두 활용하여 회복했다.

이 책을 통해 모든 환자들이 일상으로 복귀할 힘을 얻고, 삶의 질을 향상시키며 행복한 삶을 찾기를 원한다. 누구나 자기 확신을 통해 치유가 가능하다. 마음 비우기와 올바른 식습관, 건강한 호흡법과 이완, 몸에 맞는 적절한 운동을 하면 된다. 자연 속에서 자연과 함께 생활해라. 몸의 자연치유력이 되살아나 면역력이 높아진다. 자연치유력이 내 몸을 치유한다.

밤잠 못 이루는 환우와 가족들, 항암 부작용으로 고통받고 자연치유를 하고 싶은 분. 갑자기 암 선고로 눈앞이 캄캄한 분, 이름 모를 질병으로 고통받고 있는 환우, 한 사람이라도 이 책이 도움이 되길 바란다.

끝내 살아남은 19년의 기록

암은 누구나 극복 가능하다. 유방암이 재발되어 4기 암을 겪으면서 체득한 진실이다. 병원에만 매달려 수술과 항암, 방사선 3대 치료 요법에만 매달리는 환우들이 안타깝다.

암도 골든 타임이 있다. 움직일 수 있는 어느 정도의 체력이 있어야 자연치유도 가능하다. 항암을 끝까지 하고 몸이 망가졌을 때는 기회가 없다. 인간은 소우주다. 대우주인 자연의 섭리에 맞게 자연과 함께 호흡하고 생활하면, 자연치유력이 되살아나 몸은 자연히 치유된다.

공기 좋은 곳에서 마음을 비우고, 해가 뜰 때 일어나

　　　　두 번의 암이지만 괜찮습니다

서 해가 지면 잠자리에 든다. 자연을 가까이하면 자연을 닮아간다. 4기 암을 극복하고 건강하게 삶의 질을 높여 지금까지 살고 있는 나의 치유 방법이다.

한 사람의 생명이라도 살릴 수 있다면 하는 마음으로 이 글을 쓰고 있다. 사랑과 감사는 치유 에너지다. 사랑하는 마음으로 가득 채우고 감사하는 마음으로 하루를 살아간다. 오늘도 행복하다.

사람은 한번 태어나면 언젠가 죽는다. 죽음 앞에 초연한 사람은 없다. 사망률 1위를 차지하는 '암', 인간이 제일 두려워하는 질병이다. 암 선고를 받으면 사형 선고를 받은 것처럼 온몸이 불에 타들어가는 심정이 된다.

원발암을 겪을 때는 아직 뭐가 뭔지 몰라 꿈 속인 것처럼 현실 감각이 돌아오지 않았다. 꿈을 꾸고 있는 것처럼 몽롱하고, 뭐를 어찌해야 할지 뿌연 안개처럼 앞이 안 보인다. 마음은 내려앉아 지하 10층이고 몸은 모래 한짐을 짊어진 것처럼 무겁다. 머리는 하얘진다. 재발암 선고는 죽음이다. 환자들이 공포에 떠는 이유이다. 가만히 손놓고 앉아 죽음을 맞이할 것인가?

인간은 환경에 적응하는 동물이다. 일단 정신부터 차려야 한다. **호랑이 굴에 들어가도 정신만 차리면 산다.** 먼저 나를 알아야 한다. 내 마음을 알고 내 병을 알아야 한다.

마음을 다스리는 게 첫 번째 할 일이다. 모든 것은 마음먹기 달려있다.

나는 살 수 있다. 나는 꼭 산다.

마음에 확신을 갖는 게 중요하다. 사랑하는 가족을 생각하며 의지를 굳건히 한다.

나는 반드시 나아서 가족 곁에 남는다!

      두 번의 암이지만 괜찮습니다

다음은 내 병에 대해 알고 어떻게 극복할 것인지 치료맵을 만들어야 한다. 발병 원인을 없애고 치료 방법을 공부해야 한다. 내 병의 원인은 스트레스였다. 지인과 함께 투자한 회사의 자금 회수가 늦어지면서, 지인한테 스트레스를 많이 받았다. 항암과 방사선 요법은 선택하지 않았다. 내 몸에 맞지 않다고 생각되어 배제했다.

내 몸은 내가 주인이다. 내가 주도했고 의사에게 전적으로 매달리지 않았다. 항호르몬제도 거부했다. 갱년기 증상이 가속화되고 부작용이 더 많기 때문이다. 공부하고 내가 선택한 치료맵을 통해 유방암을 극복하고 삶의 질을 높였다.

그럼 유방암은 어떻게 치료를 할까? 치료를 당신이 직접 선택해라. 결과 치료가 아닌 원인 치료가 답이다. 물론 현대 의학에 필요한 부분이 있기는 하다. 일단 암을 제거하는 수술이다. 그러나 제거 수술 후 몸 관리는 자연치유로 향하라. 나는 자연치유에 대한 책을 계속 읽고 내가 직접 공부해서 필요한 방법을 선택했다.

독소부터 빼는 게 먼저다. 단식으로 독소를 먼저 제거했다. 먹거리도 친환경으로 선택했고 제철 채소와 제철 과일식을 했다. 100번을 씹고 소화 효소가 충분히 나오도록 하여 삼켰다. 장기가 편안해지고 면역력이 살아났다. 매일 만 보를 걸었다. 걷는 것은 제일 쉬운 운동법이며 제일 좋은 치유법이다.

햇볕을 충분히 보고 낮에 걸으면 저녁에 푹 잔다. 면역력이 살아난다. 암 치료에서 또 하나 중요한 요소는 몸을 이완하는 호흡법과 명상이다. 석문호흡을 통해 호흡법을 익히고 수련을 하여 몸을 관리하고 있다. 치료를 의사에게 맡기고 나 몰라라 하지 마라. 당신이 직접 선택해라. 그러면 살 수 있다.

두 번의 암이지만 괜찮습니다

텅 빈 자리에 차오른 치유

나는 의사도, 거창한 의료 전문가도 아니다. 그저 유방암을 두 번이나 온몸으로 겪어내고, 기어코 살아남은 평범한 환우다. 19년 전, 처음 암 선고를 받았을 때 삶은 산산조각 나는 듯했다. 어린 두 딸을 두고 눈물로 밤을 지새웠고, 지푸라기라도 잡고 싶은 심정으로 수술대에 올랐다.

그리고 12년 만에 찾아온 재발암 4기 판정. 하지만 두 번째 시련 앞에서는 결코 무너지지 않았다. 오히려 내 몸의 주도권을 온전히 되찾고 '자연치유'라는 나만의 길을 개척하며 기적처럼 건강을 되찾았다.

산의 정상에 오르는 데는 여러 갈래의 길이 있다. 내가 걸어온 이 치유의 여정이 유일한 정답이라고 강요할 생각은 없다. 다만 생사의 기로에서 두려움에 떨며 캄캄한 터널을 헤매는 환우들에게, 온몸으로 부딪쳐 완성한 이 '생존 지도'가 작은 희망의 이정표가 되기를 간절히 바랄 뿐이다.

이 책은 4기 재발암 환자가 직접 체득한 치유와 회복의 기록이다. 앞으로 이 책을 통해 독자들과 함께 걸어갈 치유의 여정은 다음과 같다.

1장에서는 처음 암을 마주하고 요양 병원에서 만난 동병상련의 인연들을 이야기한다. 절망 속에서도 서로의 손을 잡고 울어주며, 투병의 시간도 빛나게 아름다울 수 있음을 전한다.

2장에서는 하늘이 무너져 내리던 날, 병원과 의사에게만 의존하던 마음을 걷어내고 내 몸의 주도권을 되찾

 　　　　　　두 번의 암이지만 괜찮습니다

은 과정을 담았다. 재발이라는 두 글자 앞에서도 고요
함을 유지할 수 있었던 치열한 심리적 변화를 엿볼 수
있다.

3장은 자연치유를 위한 '마음가짐'의 장이다. 병의 원
인이었던 스트레스와 집착을 내려놓는 '방하착'의 지혜
와, 어떤 시련에도 흔들리지 않는 단단한 마음 근육을
키우는 내면 치유의 과정을 나눈다.

4장에서는 직접 실천하고 효과를 본 구체적인 '자연
치유 실전 노하우'를 공개한다. 몸속 독소를 비워내는
단식부터 제철 식이요법, 맨발 걷기, 뇌를 씻어내는 석
문호흡과 숙면까지, 일상에서 실천할 수 있는 생명의
원칙을 꼼꼼히 정리했다.

5장에서는 결국 우리를 치유하는 가장 강력한 에너지
는 '사랑'과 '감사'임을 이야기한다. 묵묵히 곁을 지켜준
가족에 대한 고마움과, 60대의 나이에 새로운 꿈을 꾸

며 살아가는 벅찬 행복을 담았다.

　자연치유가 모든 생명을 100% 살려낸다고 단언하지
는 않겠다. 하지만 적어도 삶의 마지막 순간까지 인간
다운 '삶의 질'을 유지하며, 덜 고통스럽고 맑은 정신으
로 살아갈 수 있다는 것만큼은 내 몸을 통해 분명히 체
험했다. 부디 이 책을 통해 환우들의 무거운 짐이 조금
이나마 가벼워지고, 스스로를 치유할 수 있다는 굳건한
용기가 생기기를 진심으로 소망한다.

 두 번의 암이지만 괜찮습니다

1장

암 투병도 빛나게
아름다울 수 있습니다,
함께라면

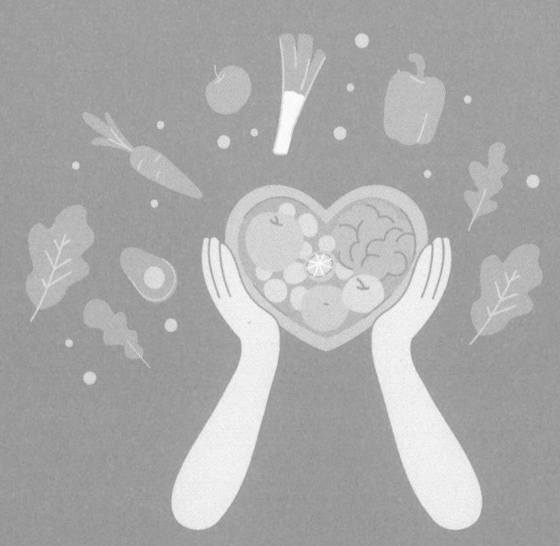

서로의 상처에 온기가 되어

19년, 치열하고 간절했던 시간이었다. 두 번의 암, 그것도 같은 부위에 재발하여, 결국 4기라는 진단까지 받았던 나날들. 하지만 지금은 건강하고 행복하게 살고 있다. 내 몸을 믿고, 자연을 믿었기 때문이다.

나는 의사도 아니고, 약사도 아니다. 평범한 사람이다. 스스로 살아남기 위해 수백 권의 책을 읽고 공부하고, 내 몸을 실험대 삼아 살아온 사람이다. 아프고, 절망하고, 살고 싶어서 울던 그 시간들이 있었기에, 지금은 누군가의 길잡이가 되어줄 수 있다는 생각에 감사할 뿐이다.

두 번의 암이지만 괜찮습니다

왜 나는 이 이야기를 책으로 쓰고 있을까? 왜 나의 노하우를 이토록 정성껏 나누려 하는 걸까? 그 이유는 분명하다. 내가 살았던 길이 누군가에게 길이 될 것이기 때문이다. 하늘이 무너진 것 같은 암 선고를 받고 눈앞이 캄캄한 환우들이, 그 막막한 길 위에서 "나도 살 수 있겠구나!" 희망을 품기를 바라는 마음이다.

자연치유는 삶의 태도이고, 몸을 대하는 철학이며, 자연과의 관계 회복이다. 나 자신을 깊이 들여다보고, 마음과 몸이 하나 되어가는 여정이다. 병을 이기기 위해, 먼저 '나'를 알아야 했다. 내 마음의 습관과 몸의 반응. 생활 패턴과 먹는 것, 숨쉬는 방식까지 모든 것을 다시 배우고 다시 바꿔가는 과정이었다.

그 과정 속에서 자연의 위대함을 배웠다. 햇볕과 바람, 깨끗한 물과 맑은 공기, 제철 음식과 걷는 운동, 이 모든 것이 가장 완벽한 약이자 치유였다는 걸 깨달았다.

그러나 세상은 여전히 "항암은 기본"이라고 말한다. "자연치유는 비과학적"이라며 고개를 젓는다. 의사의 말에 절대적으로 의지하며, 자기 몸의 소리에 귀 기울이지 않는 환우들이 너무 많다. 그래서 말하고 싶다. 의사도 좋지만 진짜 의사는 나 자신이다. 내 몸을 가장 잘 아는 건 몸과 함께 살아온 나뿐이다.

항암도, 방사선도, 항호르몬제도 거부했다. 남들 보기엔 무모한 선택일지 모른다. 하지만 지금 내 삶을 보면 그 선택이 얼마나 옳았는지 스스로 증명하고 있다. 살기 위해 선택한 자연치유, 그 길은 어렵지만 분명한 길이었다.

이 책을 통해 '정보'보다 '진심'을 나누고 싶다. 치유의 기술보다 중요한 건 치유의 태도다. 살고 싶다는 간절함, 내 몸을 믿는 마음, 가족을 위한 책임감. 그리고 다시 살아가는 기쁨, 이 모든 것이 나를 치유했고, 지금의 나를 만들었다. 당신도 가능하다. 지금 두려움에 떨고

 두 번의 암이지만 괜찮습니다

있는 당신에게 이 말을 꼭 전하고 싶다.

"당신 안에도, 치유의 힘이 있습니다."
"단지 아직, 꺼내지 못했을 뿐입니다."

그 방법을 알려드린다. 나처럼 아프고 힘든 길을 걷는 당신에게, 내가 걸어온 길이 조금이라도 도움이 되기를. 그게 내가 이 글을 쓰는 이유다.

암 환우들은 **"자라 보고 놀란 가슴 솥뚜껑 보고 놀란다"**라는 속담처럼 걱정이 많다. 늘 뭘 먹을지 고민될 때 무조건 나에게 전화해서 묻는다.

"언니, 레몬수는 몇 번 마셔야 해요? 어제는 속이 더 부룩했는데 오늘은 괜찮아요."

"좋아졌으면 됐지 뭐. 오늘은 물을 조금 더 마셔봐요. 한 병 반까지는 괜찮아."

이른 아침, 대전한방병원 6인실에서 시작된 하루는 늘 이런 대화로 채워진다. 침대마다 놓인 물병, 간이 탁자 위에 쌓여 있는 유기농 채소, 자잘한 간식들 사이로 자연치유에 대한 정보와 실천 경험이 넘실댄다. 다들 치료 중이라 쉽게 웃지 못할 줄 알았지만 병동 안은 의외로 유쾌하다.

이들은 항암으로 고통받는 몸을 일으켜 서로에게 기운을 나누며 다시 하루를 살아간다. 자연치유에 성공한 사람으로서, 그들에게 치유 지식을 나누는 일은 큰 보람이다. 나는 쾌유하고 난 뒤에도 힘겹게 암과 싸우는 환우들을 도우며 살아가고 있다. 빛나게 아름다운 인생이다.

암에 걸리고 집에서 생활하다 보면 스트레스에 노출될 수밖에 없다. 그래서 최대한 편하고 안정되게 관리할 곳을 찾아야 한다.

"암 환우는 집에만 있으면 안 돼요. 걱정이 쌓여요. 같이 있어야 덜 외롭고 더 건강해져요."

이 말을 자주 한다. 나는 두 달을 넘게 발품을 팔아 병원을 찾았다. 수소문 끝에 대전대학교 대전한방병원을 골랐다. 병원 시스템은 만족스러웠다. 우리나라에서 암 센터가 제일 먼저 생긴 한방병원으로 관리가 잘 되고 있다. 믿고 의지했던 아는 한의사의 추천을 받기도 했다.

프로그램도 마음에 쏙 들었다. 평일에 등산 프로그램까지 있어 금상첨화였다. 그렇게 몸 관리를 시작하여, 한 달에 보름 정도 병원 입원을 지속적으로 하며 몸을 관리했다.

항암과 방사선 치료를 거부한 나는 6인실 병동에서 에너지가 넘치는 환자였다. 항암 치료로 힘든 환자들 속에서 늘 앞장서서 운동하며 에너지를 나눴다. 6인실은 활기차다. 어느 정도 컨디션 유지가 되는 분들은 6인실에 모인다. 그 안에서 서로 이야기 꽃을 피우며 정보를 공유한다. 이 또한 사람 사는 곳의 아름다운 장면이다.

 두 번의 암이지만 괜찮습니다

병동 안의 풍경은 말 그대로 '사람 사는 곳'이다. 누가 오면 "반가워요. 어서 오세요~" 인사하고, 누가 퇴원하면 눈물겨운 박수를 보낸다. 식사 시간엔 각자 음식을 비교하며 정보도 공유한다. 어떤 언니는 쑥개떡을 가져와 나눠주고, 또 다른 환우는 집에서 공수한 유기농 들기름을 나눠준다. 병동 생활이 지루하지 않은 이유다.

입원 생활을 하면서 느낀 가장 큰 변화는 '마음'이다. 몸의 회복도 중요하지만, 암 치료에 있어서 마음의 안정은 더욱 중요하다. 불안은 면역력을 갉아먹는다. 병원 생활 중에는 늘 일정한 리듬 속에서 생활한다. 아침 회진, 개인 치료, 산책, 식사, 명상 등으로 채워진 하루는 바쁘면서도 단정하다. 이렇게 하루를 지나다 보면 나도 모르게 기운이 살아난다.

이제는 그 고마움을 다시 환우들에게 돌려줄 차례다. 누군가가 암 선고를 받고 두려움에 떨 때, 전화가 오면 나는 마다하지 않는다. 친절하게, 자세히, 내가 겪은 것

을 차근차근 이야기해준다. 그들의 숨소리가 점점 가벼
워질 때, 오늘도 살아 있음에 감사한다.

　그들과 함께하는 아름다운 이야기로 책을 시작하고 싶
다. 함께하는 투병은 외롭지 않다. 그리고 그 여정은 충
분히 아름다울 수 있다. 병동의 창문을 열면 따뜻한 햇
살이 들어온다. 그 햇살 속에서, 우리는 오늘도 웃는다.

　　　　　　두 번의 암이지만 괜찮습니다

어둠에서 빛으로: 추풍령 언니 이야기

추풍령에서 오신 난소암 환자는 나보다 몇 살 위셨다. 언니는 첫인상부터 단아하고 야무졌다. 또랑또랑한 말투에 농사꾼 특유의 굳은 손을 보며, 이분도 오랜 세월 땅과 함께 살아온 사람이구나 싶었다. 언니는 샤인 머스캣 농사를 대량으로 지은, 연 수입이 억대가 넘는 부농이었다. 돈 많고 여유가 있었지만 암 선고를 받고 이 병원에 들어올 땐 눈빛이 다소 어두웠다.

추풍령 언니: 암 선고받고 수술하고 왔는데, 나는 아무것도 몰라요. 뭘 어찌해야 되는지도 모르겠고….

나: 무슨 음식을 좋아하세요?

추풍령 언니: 떡도 좋아하고 해물도 좋아하는데 아무거나 잘 먹으라고 했는데 뭐든 먹어도 될까?

나: 떡은 쑥개떡 외엔 안됩니다. 일단 가루음식은 안 좋아요. 그리고 언니 농사짓는 샤인 머스캣도 드시면 안 됩니다. 씨 없는 과일은 유전자 변형으로 문제가 있어요. 해물도 회는 앞으로 안 되고요, 어패류 또한 조심해야 합니다.

추풍령 언니: 항암 중에는 뭐든지 잘 먹어야 한댔는데.

나: 일단 레몬수와 레몬청으로 몸에 독소부터 빼야 합니다. 항암은 몸에 뿌리는 제초제입니다. 독이 그만큼 많이 쌓인다는 거예요. 독을 빼기 위해선 하루에 충분할 만큼 물을 마셔야 해요. 1.5L 이상 마시세요.

추풍령 언니: 채소는 뭐가 좋을까?

나: 공기 좋은 추풍령에서 직접 농사지으시니 친환경으로 드세요. 비료도 농약도 쓰지 않고 유기농 퇴비로 농사지으셔서 신선한 채소와 과일식을 하세요.

 두 번의 암이지만 괜찮습니다

추풍령 언니: 우유랑 계란은 괜찮을까?

나: 난소암도 여성 호르몬 관련이라 우유는 안 됩니다. 계란은 난각 번호 1, 2번을 하루 한두 알씩 드셔도 됩니다.

추풍령 언니: 고기는 먹어도 될까?

나: 조금씩 먹어도 됩니다. 몸무게가 60kg이면 60g 정도, 무항생제 고기를 드시면 돼요.

그 외에도 밥 한 숟가락에 100번 이상 씹어서 입안에 침이 가득 고이도록 먹으면 소화 효소가 충분히 분비돼 장기가 할 일이 없어진다. 환우들 식습관을 보면 빨리 먹는 사람이 많고, 그들 대부분이 소화 장애를 안고 있다.

6인실에 있는 환우들 간에 대화는 끝이 없고, 덕분에 슬기로운 병원 생활은 재미있고 행복하다. 병원 생활을 하며 언니는 점차 밝아졌다. 입원 초기엔 눈빛이 흐렸지만, 시간이 지나면서 눈에 생기가 돌았다. 병동에서는 입원 환자들끼리 자연스럽게 유대감이 생긴다. 서로의 병을 공유하고 경험을 나누며 많은 위로가 된다. 추풍령 언니는 어느 날부터인가 나를 '생명의 은인'이라 불렀다. 처음엔 쑥스러워 웃어 넘겼지만, 그 말 속엔 언니의 진심이 담겨 있었다.

아침에 인턴들이 문안을 온다. 밤새 잘 주무셨는지, 어제 변 상태는 어땠는지. 식사량은 어땠는지, 불편 사항은 없는지. 집에서도 이런 대우는 못 받는다. 때 되면 맞춤식 식단으로 밥상이 나오고 시간이 되면 교수님께서 올라오셔서 침을 놔주신다. 끝나면 내게 맞는 치료법을 선택해서 치료를 받는다. 가족들의 삶에 지장을 안 주면서 회복할 수 있는 좋은 방법이다.

물론 실손 보험이 없는 환자들은 부담이 된다. 여기에 오는 환우들은 행복한 여인들이다. 스스로들 하는 얘기다. 첫째, 요양 병원을 알아서 왔고, 둘째, 경제적으로 실손 보험이든 자비든 형편이 되어서 왔고, 셋째,

          두 번의 암이지만 괜찮습니다

남편들이 보내줘서 왔으니 암환자이지만 그래도 행복하다. 퇴원해서도 궁금한 게 있으면 언제든 통화한다.

서울아산병원에서 같은 날 수술한 유방암 동기도 있다. 나보다 몇 살 아래다. 초기라 항암은 생략하고 방사선 치료만 했다. 호르몬성 유방암이라 나하고 같다. 늘 식품을 선택할 때 고민이 된다고 연락을 한다. 이 동생은 걱정이 많다. 다른 환우에 비하면 초기인데도 마음이 약해 늘 불안하다. 늘 뭘 먹을지 고민될 때 무조건 나에게 전화해서 묻는다.

대전 동생: 포도즙이 선물로 들어왔는데 먹어도 될까요?

나: 과일로 직접 먹는 건 상관없지만 즙으로는 안 되지. 너무 농축되어 있어 치우치니까.

　대전 동생: 홈쇼핑에서 홍화씨가 좋다고 하는데 먹으면 될까요?

　나: 홍화씨나 들깨, 참깨처럼 기름이 많은 씨앗류는 산패가 쉽거든. 시중에 파는 건 대개 오래 보관돼서 산패 위험이 커요. 차라리 집에서 직접 농사지은 걸로 짜서 먹는 게 좋겠어.

　이 동생은 조심스럽고 신중하다. 늘 식단을 어떻게 구성해야 할지 고민하고, 몸에 무리가 될까 봐 작은 식재료 하나도 꼼꼼하게 따진다. 그 모습이 때론 안쓰럽고 때론 대견하다. 병을 마주한 사람이라면 누구나 불안할 수 있다. 하지만 이 동생은 그 불안을 지혜롭게 다듬어가는 중이다.

　대화를 나누다 보면, 그녀의 목소리도 점차 부드러워진다. 아마 나도 그랬을 것이다. 처음에는 무엇이든 두려웠고, 먹는 것 하나에도 민감했다. 그녀는 지금 그 길을 걸어가고 있는 것이다.

암이라는 무게 앞에서 우리는 서로를 통해 지혜를 배우고 있다. 누군가의 질문 하나, 조심스러운 말 한마디가 또 다른 사람에게는 새로운 길을 여는 열쇠가 된다. 이 동생처럼 삶을 섬세하게 들여다보며, 건강을 되찾아가는 이들의 이야기는 세상에서 가장 따뜻한 회복의 기록이다.

암도 뺏지 못한 순수함:
대구 언니 이야기

대구에 사는 유방암 언니와의 인연은 대전대학교 대전한방병원에서 시작되었다. 따뜻한 봄날, 등산 프로그램이 있는 날 처음 만났다. 나보다 몇 살 위였지만 성격은 소녀처럼 해맑고 따뜻했다.

함께 병원식 밥을 먹으며 건강 이야기를 나눴고, 산에 오르며 서로의 병 이야기, 가족 이야기, 살아온 이야기까지 자연스레 흘러 나왔다. 병원 퇴원 후에도 연락은 이어졌다. 몸 상태가 좋지 않거나 마음이 가라앉을 때면 꼭 내게 전화가 온다. 어느 날은 새벽녘이었다.

대구 언니: 요즘 아랫배가 살살 아프고 속이 쓰리다.

한 달 전에 내시경 했는데 이상은 없단다.

나: 3일 단식을 해보세요.

대구 언니: 한 끼도 못 굶는다.

나: 그러면 흰밥을 해서 반 공기만 먹는데, 밥 한 숟가락에 새우젓 추젓 한 알을 얹어 100번씩 씹어 드세요. 운동은 꾸준히 하시고요. 한 3일 해보시고 안 나으면 그때 내시경 다시 해보세요.

다음 날,

대구 언니: 속은 좀 편해졌는데 기운이 없다. 산은 도저히 갈 힘이 없다.

나: 그래도 이틀 더 하셔요. 산이 힘들면 공원이나 평지를 걸으세요.

둘째 날,

대구 언니: 속은 많이 편해졌고 기운은 없다. 곰곰이 생각하니 위에 좋은 영양제를 먹은 뒤 매운 음식을 먹

 두 번의 암이지만 괜찮습니다

고 난 뒤부터 아팠던 것 같다.

나: 기운 없어도 내일 마저 하세요.

셋째 날,

대구 언니: 속이 다 편안해지고 기운도 돌아왔다. 매운 음식을 앞으로는 조심해야겠다.

나: 내시경 안 하길 잘하셨죠?

대구 언니: 다 자기 덕분이다.

스스로 답을 찾아간다. 환우들 식습관이나 두려운 마음을 지켜보며 컨트롤할 수 있도록 도와주면 좋다. 하지만 통화로도 얼마든지 가능하다. 동병상련의 아픔을 나눈 환우들끼리 서로 위로하며 정보를 나눈다. 선배들의 경험을 처음 겪는 환우들에게 아낌없이 퍼 준다.

추풍령 언니는 '사랑해요'를 달고 산다. 통화 중에 '생명의 은인'이란 칭찬도 아끼지 않는다.

2025년 2월, 추풍령 언니가 암에 걸린 지 벌써 5년이

되는 날이다. 나는 인연이 된 모든 환우에게 알려줬지
만 그것을 진심으로 따르고 지킨 사람은 소수뿐, 그중
언니가 가장 잘 지켜주었다! 장하고 감사하다. 잘 이겨
내고 살아 주셔서. 언니가 나에게 김장하냐고 물어 보
셨다. 손목 골절로 못 한다고 했더니 김치 20kg이 택배
로 도착했다. 눈물이 난다. 사랑의 선물이다.

대전 동생은 2024년 3월에 5년을 넘겼다. 나를 신뢰
하고 따르니 감사하다. 뭐든 궁금하면 전화해 준 동생,
요즘 여행에 맛들였다. 전국을 누비고 산다. 함께 더불
어 소통하며 산다. 서리태를 형님이 주셨다며 택배로
보내왔다. 감사하다.

대구 언니도 2024년 9월에 5년을 넘기고 건강하게
살고 있다. 추풍령 언니, 대전 동생, 그리고 대구 언니,
내가 함께했던 이 세 사람은 모두 다섯 손가락 안에 드
는 소중한 환우다. 모두 5년이라는 시간을 넘겼고, 여
전히 서로를 챙기며 살아가고 있다. 서로 김장을 나누

　　　　　　　두 번의 암이지만 괜찮습니다

고, 전화로 식단을 확인하고, 택배로 서리태를 보내주는 그런 삶. 병으로 맺어진 관계지만, 가족만큼이나 가까운 인연이다.

시간 날 때 서로 위로하고 궁금한 것은 언제든 연락한다. 나를 믿고 따라 주시니 몸 둘 바 모르겠다. 내가 몸소 겪고 실천한 값진 경험을 많은 이들에게 나누고 싶다.

주변에 암 환우가 많다. 친구나 지인들이 암 환우가 생기면 나에게 전화를 준다. 누구의 말보다도 경험자의 말은 신뢰가 되고 위로가 된다. 서슴지 않고 기꺼이 승낙한다. 환우들 번호를 받아 전화를 하고, 내 경험을 하나하나 알려주며 위로를 건넨다. 정신을 가다듬을 수 있게 도와주고 살 수 있다는 희망을 전한다. 그게 나의 역할이며 보람이다.

마음이 우울하고 두려울 땐 동병상련을 겪은 환우의

말이 가슴에 와 닿는다. 서로의 마음을 잘 알기에 피를
나눈 자매애가 쌓인다. 좋은 것이 있으면 나누게 되고
좋은 소식은 같이 기뻐하고 슬픔은 나누며 산다. 기쁨
은 나누면 배가 되고, 슬픔은 나누면 반이 된다.

　남을 위해 조금이라도 도움 될 게 있다면 충분하다.
나의 경험이 누군가에게 큰 힘이 되도록 앞으로도 기꺼
이 나눌 것이다. 한 생명을 살리는 데 미약한 힘이라도
보탤 것이다. 당신도 내게 도움이 필요하다면 언제든 연
락해도 좋다.

　　　　　두 번의 암이지만 괜찮습니다

암 환우라면 누구나 요양 병원의 생활을 잘 알고 있다. 첫 발병 당시만 해도 요양 병원이라는 곳을 생각하지도 못했고 이용할 줄도 몰랐다. 직장에 다니던 때라 휴직을 내고 집에서 쉬며 관리하는 것이 전부였다. 동양 의학을 접하고 배우며 그 시기를 극복했다. 하지만 시절이 많이 변해 이제는 곳곳에 암 환우들을 위한 요양 병원들이 우후죽순처럼 생겨났다.

지금은 필수 과정처럼 요양 병원에 입원하여 몸 관리를 받으며 투병의 시간을 슬기롭게 이겨내는 추세다. 암 환우의 특성상 5년은 기본으로 관리를 한다. 병원에서도 5년 생존율을 중시하고 통계에 사용하듯, 요양 병

원에 입원해 큰 불편함이 없으면 보통 5년 동안 치료를
받으며 꾸준한 관리에 들어간다.

같은 아픔을 겪는 환우들이 매달 입원하여 얼굴을 맞
대고 같이 생활하다 보면, 어느새 한 식구가 되어 진짜
가족 같은 분위기가 형성된다. 이 세상 어느 공동체와
도 비교할 수 없는 깊은 마음으로 소통하고 공감하며,
서로를 위로하는 관계다. 때로는 내 가족한테조차 말
못 할 깊은 사연도 이곳 환우들에게는 훌쩍 털어놓게
된다.

나에게도 가족 같은 환우들이 많이 있다. 추풍령 언
니와 대구 언니, 대전 동생은 말할 것도 없고, 5년 동안
요양 병원을 오가며 얼굴 맞댄 환우들과 지금도 끈끈하
게 소통하고 있다.

위암으로 위를 절제해 가끔 응급실 신세를 지는 달려
라 하니 언니. 폐암 투병 중 4년 6개월 만에 다시 암이

     두 번의 암이지만 괜찮습니다

발견되어 묵묵히 싸우고 있는 언니. 10년 넘게 몸을 잘 관리하며 병원을 오가는 학교 선생님. 멀리 대구에서 대전까지 와서 인연이 된 동생. 혈액암으로 10년째 투병하면서도 밝게 지내고 있는 동생까지.

나열하자면 지면이 모자랄 정도다. 같은 교수님께 진료를 받으며 하하 호호 웃음이 떠나지 않던 병실에서 만난 그 소중하고 감사한 인연들. 우리는 지금도 가끔 안부를 묻고, 참 힘들었지만 묘하게 행복하기도 했던 그 투병 생활을 추억하며 웃음꽃을 피운다. 내 안에 꽁꽁 담아두었던 어려운 문제들도 그들 앞에 꺼내놓고 함께 바라보다 보면, 어느새 별거 아닌 일처럼 쉽게 해결되곤 했다.

병원 밖 구수골에서 자연치유를 시작할 때 만났던 인연들도 빼놓을 수 없다. 자연인 이태근 선생님과 진달래 언니, 해바라기 수연 엄마와 보성 엄마 등이 그들이다. 췌장암 환우인 진달래 언니는 10년 넘게 매달 보름

씩 구수골에 머물다 간다. 분당 집에서는 불면증으로 고생하다가도, 구수골만 오면 신기하게 불면증이 해결되고 건강이 좋아진다고 한다. 수술도 하지 않고 단식과 자연식만으로도 훌륭하게 삶을 살아내고 있다.

수연 엄마 역시 어느 병원에서도 어렵다고 했던 임파선 부종을 단식으로 치유해 냈다. 나의 제3의 장소인 구수골은 이처럼 사람과 사람을 이어주고 몸과 마음을 치유해 주는 너른 자연의 공간이다. 우리는 무슨 말을 해도 척척 알아듣고 서로의 마음이 통한다. 몸을 정화하고 싶을 때면 누구든 구수골로 모여든다. 매실 수확기가 되면 선생님의 초대에 다 함께 모여 수확 체험도 하고 정겨운 담소도 나눈다.

어려운 시절에 만난 우리의 끈끈한 관계는 환우들뿐만이 아니다. 병원 담당 교수님, 치료를 담당해 주셨던 물리 치료실과 뜸실, 수족욕실 선생님들과도 맺은 좋은 인연이 지금까지 이어져 오고 있다. 지난 시간들이 좋

 두 번의 암이지만 괜찮습니다

은 추억의 한 페이지가 되어, 힘들었던 즈음을 떠올릴 때면 그때 그 시절의 사람들이 사무치게 그리워진다. 지금 이 순간에도 서로 소통하고 위로하며 깊이 공감해 주는 환우들이 곁에 있기에, 세상은 여전히 따뜻하고 살 만한 곳이다. 혹독한 겨울을 이겨낸 봄꽃들이 더욱 향기롭고 탐스럽게 피어나듯, 뼈아픈 힘겨움을 이겨낸 우리 환우들도 짙은 매화 향기처럼 꿋꿋하고 화사하게 피어나길 기도한다.

기꺼이 당신의
어깨가 되어

암 환우들에게 요양 병원은 제3의 장소가 된다. 동병상련의 아픔을 가진 환우들과 동고동락하며 지내는 따뜻한 공간이기 때문이다. 나는 거의 5년 동안 같은 얼굴들과 지속적으로 함께 생활했다. 가장 힘들고 어려울 때를 같이 보낸 동지들이라 그 어떤 친구하고도 견줄 수 없는 깊은 유대감이 있다.

서로의 마음을 다 알기에 굳이 말을 하지 않아도, 쳐다만 봐도 공감이 가고 안쓰럽다. 특히 나이가 어린 환우들을 볼 때면 그 안타까움은 이루 말할 수 없다. 생명은 다 존귀하지만, 인생이 채 피어나기도 전에 암이라는 큰 시련 앞에 홀로 선 모습은 한 떨기 가냘픈 꽃처럼

　　　　두 번의 암이지만 괜찮습니다

느껴지곤 한다.

　어느 날 밤, 병실 문이 조용히 열리고 신입 환우가 들어왔다. 혹여 옆 환우의 잠이 깰까 봐 조심스러운 발걸음이었다. 병원은 밤 10시가 되면 소등을 하고 잠을 청해야 하지만, 잠이 오지 않거나 할 일이 있는 환우들은 조용히 휴게실로 향한다. 책 읽기를 즐기던 나 역시 그날 밤 휴게실에 있었다. 처음 보는 환우였지만 반갑게 "고생했다." 인사를 건네며 내일을 기약했다. 생각보다 아침을 맞는 환우들은 활기차다. 불면을 겪는 이들은 예외일 수 있겠지만, 대부분의 환자는 밝게 인사하며 하루를 연다.

　암 환우들은 대개 마음이 착하고 여리다. 하고 싶은 말을 밖으로 내뱉지 못하고 안으로 삭이다 보니 그것이 병이 된 경우가 많다. 어젯밤 입원한 그 환우는 내 딸 같은 나이였다. 금융기관 출신인 그녀는 아이들도 어리고 남편의 직장도 안정되어 경제적으로도 부족함이 없었다.

겉으로 보기에는 발병 원인이 쉬이 드러나지 않았다. 나는 내 이야기를 먼저 서서히 털어놓으며 그녀의 마음을 두드렸다. 이야기를 경청하고 공감해 주자 굳게 닫혔던 마음이 풀리며 본론이 나오기 시작했다. 그녀를 안아주며 다독이자, 마치 체했던 음식물을 토해내듯 그간의 아픔을 쏟아냈다. 안타깝게도 발병의 원인은 친정어머니의 지나친 간섭이었다.

어머니는 딸에게 집착하며 사사건건 통제해 왔고, 그 간섭은 결혼 후 사위와 외손주들까지 이어졌다. 누구보다 든든한 내 편이어야 할 친정어머니가 삶의 굴레가 된 것이다. 나는 어머니와 마음을 터놓고 대화해 볼 것을 권유했다. 삶에서 인간관계만큼 어려운 것이 없고, 특히 기대와 바람이 큰 가족 간의 문제는 더 어렵기에 깊은 소통이 절실해 보였다.

또 다른 환우는 베트남에서 온 여인이었다. 스무 살에 한국으로 시집와 여덟 살, 여섯 살 두 아이의 엄마가

　　　　두 번의 암이지만 괜찮습니다

된 그녀는 여대생처럼 보였다. 이국 땅에서 겪고 있는 고초를 생각하니 마음이 착잡했다. 처음엔 긴 머리에 학생처럼 예쁜 얼굴이었지만, 그녀에겐 말수 적고 조용하며 우울한 분위기가 감돌았다. 다른 환우들은 그녀가 이불만 뒤집어쓴 채 아무 말이 없다고 했다.

그 어린 나이에 대장암 판정을 받은 그녀를 어떻게 도울 수 있을까 고민하다가, 자연스럽게 모인 자리에서 내 이야기를 시작하며 그녀가 입을 열 수 있는 분위기를 만들어 주었다. 내가 애썼다며 안아주자 방죽에 봇물 터지듯 통곡이 터져 나왔다. 그간 생활비를 벌기 위해 아르바이트를 하고 사고로 손가락 절단까지 겪었던 사연, 시댁 식구들과 무심한 남편에 대한 원망이 실타래처럼 이어졌다.

병실 안은 순식간에 울음바다가 되었다. 마음속 깊이 자리 잡은 응어리를 풀어내야 비로소 치유가 시작된다는 것을 나는 다시금 느꼈다. 마음의 응어리를 풀지 않으면 정화할 수 없고, 정화가 제대로 되어야 치유가 일어나며 재발이나 전이도 막을 수 있다.

내가 생각하는 마음 정화의 방법은 세 가지다.

첫째, 감정을 있는 그대로 수용하는 것이다. 꺼내 놓고 울기만 해도 마음은 훨씬 가벼워진다.

둘째, 대화하는 것이다. 혼자 안고 있으면 병이 깊어지지만 누군가에게 털어놓는 순간 감정은 전환된다.

셋째, 공감 받는 것이다. 해결책을 제시하기보다 그저 들어주고 공감해 주는 것이 핵심이다. 상대에게 "내 얘기 좀 들어달라"라고 미리 요청하는 것도 좋은 방법이다.

이렇듯 많은 환우에게 멘토가 되어주는 일은 내게 큰 보람이자 행복이다. 동병상련의 아픔을 서로 달래며,

　　　　　두 번의 암이지만 괜찮습니다

뼈아픈 고통이 다시는 찾아올 수 없도록 치유의 길을 닦아 나가는 일은 참으로 의미 있다. 나는 그저 나이만 먹은 어른이 아니라, 타인의 상처를 보듬을 줄 아는 진정한 마음의 어른이 되고 싶다.

2장

하늘이
무너져 내린 날

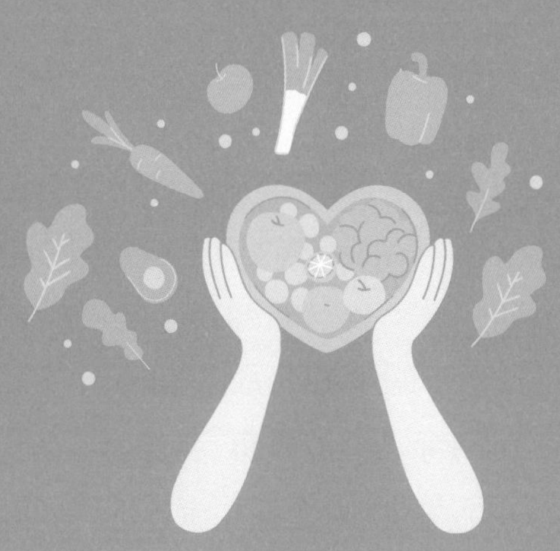

눈앞이 하얗게 멈춰버렸다

밤마다 잠을 못 이뤘다. 이 생각 저 생각에 마음이 지하 10층까지 빠져 들어갔다. 입맛도, 밥맛도 안 돌고, 밥을 먹어도 모래를 씹은 듯 꺼끌거려서 음식이 들어가질 않았다. 며칠 새 살은 쭉쭉 빠지고 백지장처럼 창백하다. 물먹은 솜처럼 아침에 일어나기가 힘들다.

출근 준비를 마치고도 다시 누웠다. 천근만근이 된 몸을 이끌고 은행에 나갔다. 지점장님께 이야기를 하니 안사람도 갱년기라 힘들다, 차장님도 갱년기 증상이라 그럴 거라 하셨다. 그렇지만 몸이 계속 좋지 않아 병원에 방문했다. 결코 간단치 않았다. 초음파 검사를 했다. 뭔가 잘못됐다는 듯 추가 검사를 하자고 했다. 조직 검

 두 번의 암이지만 괜찮습니다

사를 했다. 결과는 3~4일 후 나오게 돼 있었다.

결과 발표 날, 사형 선고와 같은 충격의 시작이었다. 모든 소리가 뚝 끊겼다. 내 가슴 속으로 싸늘한 바람이 들어온다. 조직 검사를 하고 돌아오는 길, 발걸음은 납 덩이처럼 무거웠다. 순간 머리가 안개처럼 뿌예지며 아무 생각이 없었다. 정신이 나갔다. 입은 익모초를 머금은 듯 물조차도 써서 마실 수가 없었다.

조직 검사 결과, 암이란다. 두세 개 있는데 사이즈가 큰 게 1.8cm이다. 호르몬 양성 침윤성 암이였다. 다발성으로 유방 전체에 퍼져 있었다. 불행 중 다행으로 림프 전이는 없었다.

'늦게 결혼해서 아직 어린 딸들은 어떡하지?'

'눈물이 앞을 가린다.'

'사후 정리는 어떻게 해야 하지?'

'어질러진 재산 상황은 어떻게 정리해서 넘겨주지?'

함께 일하는 동료들이 모두 도와줬다. 지점장님께서

는 유방암 명의를 알아봐 주셨다. 서울아산병원 ○ ○ ○ 교수님이시다. 직원들이 인맥을 동원해 백방으로 알아보기 시작했다. 지점 앞 ○ ○ ○내과 선생님이 서울아산병원 출신이다. 그곳에서 인턴, 레지던트를 해서 그분을 통해 예약을 할 수 있었다. 2주 후로 진료 예약이 됐다. 하루하루가 피 말리는 심정이었다.

지점장님의 배려로 업무는 하지 않았다. 출퇴근도 자유로웠다. 생각은 천 갈래 만 갈래였다. 퇴직하신 선배님께 전화를 했다. 지인분이 서울아산병원에서 유방암 수술했던 분을 아신다기에, 그분을 지점으로 모셨다.
'유방암은 금방 죽을 병도 아니다.'
'예후도 좋은 암이라 굳이 사후 정리는 필요 없다.'
'지금까지 건강하신 모습으로 네 앞에 있는 이분을 봐라.'

여고 친구들 몇이 만나자고 전화가 왔다. 맛있는 음식을 시켰다. 그동안 알아본 사례들에 대해 얘기를 풀

 두 번의 암이지만 괜찮습니다

어 놓았다. 유방암 말기에도 완치해서 지금까지 살고 있단 얘기부터, 나에게 도움될 만한 사례들을 늘어 놓았다. 얘기를 종합해 보니 '금방 죽지는 않겠구나' 싶은 생각이 들었다.

**'일체유심조一切唯心造,
모든 게 마음먹기에 달려있다.'**

그러자 마음이 달라졌다. 살 수 있다는 희망이 생겼다. 신기하게도 소태같이 쓰던 물맛도, 음식맛도 서서히 돌아왔다. 기다리던 2주 동안 마음은 점차 안정되고 편안해졌다. 쭉쭉 빠지던 살도 빠지는 게 멈췄다. 수술 받으려면 체력이 좋아야 한다며 지인께서 유황 오리 찜을 사 주셨다. 몸은 점차 회복되었다. 그 따뜻한 마음이 내 몸을 살렸다. 몸이 조금씩 살아나는 걸 느끼며, 처음으로 이렇게 되뇌었다.

"살고 싶다. 반드시 살아야 한다."

끝날 때까지 끝난 게 아니었다

병원 진료 날이 되었다. 장날 아침 끌려 나가는 소 같은 심정이었다. 옷을 입고도 몇 번을 앉았다 일어났다. 몸이 천근 만근이었고, 발걸음 하나하나가 내 의지와 상관없이 굼뜨게 끌려갔다. 일찍 선배 언니와 유방암 수술했던 분을 모시고 출발했다. 남편이 운전을 했다. 서울아산병원으로 향했다. 차 안 공기는 서늘하다 못해 차가웠다. 아무 말없이 흘러가는 창밖 풍경이 너무 낯설었다. 사람 사는 세상이 여전히 돌아가고 있다는 사실이 원망스럽기까지 했다.

오후 12시 40분 진료였다. 오후 1시가 진료 시작인데 점심시간을 줄이며 진료를 봐주셨다. 몇 가지 검사 후

 두 번의 암이지만 괜찮습니다

에 오후 늦게 재진료가 잡혔다. 바로 입원 수속에 들어 갔다. 입원실이 없어 이비인후과 병동 2인실에 들어갔 다. 전주에서 함께 오신 두 분은 밤늦게 내려가셨다.

수술 시간은 다음 날 오전 11시로 잡혔다. 같은 병실 젊은 환자와 이야기도 나누며 마음을 안정시키려 애썼 다. 유방암 환자들의 간호는 남편들의 몫이다. 앞에 환 자는 남편이 의사라 시부모님 내외분이 같이 오셨다.

눈을 떠보니 회복실이다. 평소 연습했던 심호흡 덕분 에 회복이 빨랐다. 병실에 올라오니 끙끙 앓고 있는 앞 환자. 나는 수술 환자답지 않게 비교적 건강하게 통증 도 덜 느껴 회복을 기다리고 있었다.

하지만 그 평온은 오래가지 않았다. 수술하고 3일째 되던 날, 마취과 선생님이 병실에 올라오셨다. 예상치 못한 방문에 가슴이 철렁 내려앉았다. 불길한 기운이 온몸을 휘감았다. 무슨 일인지, 도대체 왜? 주치의에게

애기 못 들었냐 물었다. 수술 부위 조직 검사에서 떼어
낸 끝에서 암이 발견되어 재수술이 결정됐단다.

"주치의한테 애기 못 들으셨어요? 수술한 부위 조직
검사 결과, 떼어낸 경계 끝에서 암세포가 발견됐습니
다. 재수술이 필요해요."

순간, 혈압이 솟구쳤다. 얼굴이 화끈 달아오르고 심
장이 미친 듯이 뛰기 시작했다. '아니, 이게 무슨 일이
람? 겨우 하나 끝났다고 안도했는데 또 수술이라니…'
믿기지 않았다. 머릿속은 다시 하얘졌다. 말문이 막혔
다. 아 어째 이런 일이? 3일 만에 재수술이라니? 황당
해서 얼굴이 달아오르고 혈압이 올라갔다. 가슴이 벌렁
벌렁 뛰기 시작했다.

          두 번의 암이지만 괜찮습니다

그렇게 해서 두 번째 보존술[1]이 시작됐다. 병동을 돌며 운동을 하고, 회복을 기다리는 일주일. 두 번째 수술 결과도 암담했다. 다발성이라 완전 절제가 불가피하단다. 결국 유방 전체를 절제해야 한다는 결론이 내려졌다.

'세 번째 수술⋯ 이제 정말 끝인가?'

몸도 마음도 지쳐 있었지만, 할 수밖에 없었다. 두 번의 수술로 피주머니를 두 개나 달고 퇴원했다. 퉁퉁 부은 몸을 이끌고 매일 가까운 외과에 들러 주사기로 수술 부위의 물을 빼는 고통스러운 날들이 이어졌다. 무기력했고 우울했고 견딜 힘이 점점 사라졌다.

세 번째 수술이 예약되었다. 아침 일찍 수술 시간이 잡혔다. 오전엔 외과에서 전절제술을 하고 오후엔 성형

1) 유방암 수술 중 유방을 완전히 제거하지 않고, 종양과 주변 조직 일부만을 제거하는 부분절제술

외과에서 복원 수술을 해야 했기 때문이다. 남편이 누구한테도 얘기하지 말자고 했다.

그러나 불안한 마음에 결국 오빠에게 전화를 했다. 내일 아침 8시까지 병원으로 와달라고 부탁했다. 남편을 믿지만 남편도 불안해했다. 만에 하나 수술 시 중요한 결정을 내려야 할 때 친정 식구가 있어야 하겠다는 생각이 그 순간 올라왔다.

그렇게 힘든 세 번째 수술이 시작되었다. 무슨 운명의 장난일까? 한 번도 아니고 세 번의 수술이라니?'

아침 8시에 수술방에 들어가서 오후 5시 30분에 회복실에 와 있었다. 힘들어서 말도 할 수 없었다. 목은 뙤약볕에 방치된 채소처럼 바스러질 듯 탔다. 입은 바짝 마르고, 혀는 갈라진 채 들러붙었다. 마취가 깨면서 몸속에서 불덩어리가 하나씩 튀어나오는 듯한 고통이 전신을 휘감았다. 숨쉬는 것조차 고역이었다. 폐가 쪼그

   두 번의 암이지만 괜찮습니다

라드는 느낌, 말 그대로 생과 사의 경계에 있다는 감각이었다. 그제야 내 앞 환자의 통증이 이해가 갔다.

어린 딸들이 눈에 밟혀 눈물이 하염없이 흘렀다. 큰애 초등학교 졸업식에도 병원에 입원 중이라 참석할 수 없었다. '엄마, 괜찮아. 짜장면 값만 주면 친구들하고 맛있는 거 사 먹을게.' 그 어린 마음에도 엄마를 위로했었다. 할머니와 동생에게 꽃다발을 쥐여주고 대신 보내려고 했다. 그러나 극구 말리는 바람에 쿨하게 혼자 보냈다.

퇴원해서 집에 와보니 화병에 꽃이 꽂혀 있었다. 무슨 꽃이냐고 물으니 반장 친구 엄마가 주셨단다. 그 친구는 엄마, 아빠, 할머니, 세 분이나 오셨다 한다. 자기 반에 와서야 혼자인 것을 확인하시고, 큰애에게 몰라서 미안하다며 꽃다발을 안겨주었단다. 그 얘길 듣고 얼마나 가슴이 미어지던지.

어린 딸에게 엄마가 암이란 사실은 하늘이 무너지는 아픔이다. 의젓하게 행동하니 더 아프다. 같은 반 친구 어머니도 암이셨는데 건강하게 사신다며, 인터넷 검색해서 유방암에 대해 알아본 눈치였다. 암은 몸만 병들게 하지 않는다. 마음의 가장 깊은 곳까지 갈라놓는다. 그러나 아이의 미소, 가족의 말 한마디, 친구의 위로는 다시 마음을 봉합한다. 그렇게 나는 세 번의 수술을 버텨냈고 다시 일어서고자 했다.

두 번의 암이지만 괜찮습니다

무조건 의사에게 끌려갈 것인가

서양 의학의 암 3대 요법은 수술, 항암, 방사선 치료다. 누구나 안다. 암을 수용하고 수술한 다음 항암 치료와 방사선 치료가 환자를 기다린다. 대부분의 치료 순서이다. 수술의 아픔도 식지 않은 채 다음 순서가 밀려 온다.

그러나 서양 의학 3대 요법은 부작용이 심각하다. 그래서 항암은 피할 수 있길 간절히 기도했다. 호르몬 수용체가 있어 원하던 호르몬 치료를 선택했다. 항암보다 항호르몬 치료가 맞다고 했다. 그 순간 감사한 마음이 올라왔다.

이제는 어려운 일이 닥치면 수용적이다. 살기 위해 몸이 반응하는 것이다. 항호르몬제 타목시펜은 5년 동안 복용해야 한다. 전절제와 유방 복원 수술을 해서 방사선 치료는 하지 않아도 되었다. 호르몬 수용체 덕분에 항호르몬 주사 졸라덱스는 2년 동안 투여된다. 그리고 수술 후 병원 치료가 시작되었다.

4주에 한 번 서울아산병원에 통원하여 졸라덱스를 맞고 내려오길 반복했다. 세계적인 여배우 안젤리나 졸리는 유방암을 예방하기 위해 유방 절제술을 받았다. 그가 남긴 말을 새겨본다.

"살면서 많은 위기가 찾아 옵니다. 두려워할 필요가 없는 위기는 우리가 관리하고 극복할 수 있는 위기입니다."

– 안젤리나 졸리

항호르몬제는 부작용이 많다. 항호르몬 주사와 약을 동시에 시작하자 바로 폐경이 왔다. 내 나이 51세였다.

　　　　　두 번의 암이지만 괜찮습니다

갱년기 증상이 가속화되었다. 항호르몬제 투여 3개월 되던 어느 날이었다. 온몸이 소금에 절인 배추처럼 축 늘어졌다. 기운이 없어 방바닥에 널브러져 있었다. 응급실을 가야 하나?

그때 섬광처럼 머리를 스치는 생각이 있었다. 아이들 먹이려고 꿀에 홍삼을 재워놓은 게 생각났다. 연거푸 두 숟가락을 퍼먹었다. 신기하게 숨 죽은 배추가 살아서 밭으로 가듯 펄펄하게 살아났다.

폐경기 여성들이 겪는 갱년기 증상은 항호르몬제 때문에 가속화되는 증상이다. 호르몬 양성 유방암은 암세포가 호르몬에 붙어 계속 생성된다. 그래서 호르몬을 왕성하게 하는 음식이나 식품을 금지한다. 석류나 홍삼, 각종 즙이나 한약 등이 여기에 속한다. 하지만 응급 사태를 경험한 후로 쓰러져 죽으나, 먹어서 죽으나 선택의 여지가 없었다.

선택은 내가 하는 것이다. 내 몸이고 내가 주체다. 정관장 홍삼 진액을 주문했다. 하루 1g씩 매일 복용했다. 면역력을 키우고 내 몸의 빠른 회복을 위한 선택이었다. 그 후로 4년 동안 꾸준히 먹었다. 4년쯤 되니 갑자기 쓰게 느껴져 몸에서 받질 않았다. 충분히 채워진 것이다. 그제야 끊었다. 병은 내가 치료한다. 내가 나의 주인공이다. 맞는 치료법을 주체적으로 선택하여 나만의 치료맵을 만든다.

  두 번의 암이지만 괜찮습니다

정답이 없다면
내가 길을 만들겠다

몸 한구석 어디가 아프더라도 일상은 몹시 불편해진다. 손목 골절이 있을 때만 해도 손을 쓸 수 없으니 할 수 있는 일이 제한적이었다. 주부로서 당장 칼질을 할 수 없으니 식재료 손질은 물론이고 요리는 꿈도 못 꿨다. 세수도 한 손으로 해야 했고 화장실에서의 불편함은 이루 말할 수 없었다.

이렇듯 눈에 보이는 외상을 치료하고 극복하는 데에도 많은 시간과 인내가 필요하다. 하물며 보이지도 않고 상태도 정확히 알 수 없는 큰 병이 닥치면, 몸뿐만 아니라 마음마저 갈가리 찢어지고 아프다.

처음 암 선고를 받을 때는 마치 커다란 몽둥이로 머리를 한 대 세게 맞은 것처럼 머릿속이 새하얗게 멍해진다. 아무런 생각도 할 수가 없다. 생각할 겨를이 없으니 그저 눈앞에 있는 병원 의사의 말에 전적으로 매달리게 된다. 죽음에 대한 두려움과 불안감이 엄습하니, 시키면 시키는 대로 고분고분해질 수밖에 없는 것이 암 환자의 숙명처럼 느껴졌다.

하지만 나는 첫 번째 원발암을 겪고 투병의 시간을 지나오면서 차차 단단해지기 시작했다. 시간을 내어 관련 서적을 찾아가며 치열하게 공부했다. 그 지식들을 내 몸에 직접 적용해가며 나만의 지혜를 쌓아갔다. 암이라는 병에 대해 점차 알아가다 보니 내 주관이 뚜렷해졌고, 세상에서 '내 몸은 내가 제일 잘 안다'라는 강한 믿음이 생겨났다.

그래서 12년 만에 재발암을 선고받았을 때, 그 단단해진 믿음이 바탕에 있었기에 첫 번째 선고 때와 달리

  두 번의 암이지만 괜찮습니다

담담할 수 있었다. 차분하게 상황에 대처하며 내 마음의 중심을 굳건히 잡았다. 그 어렵고 힘든 수술을 마친 후, 내 몸속에 여전히 암 덩어리가 남겨져 있다는 절망적인 사실을 알게 되었을 때도 나는 연연하지 않았다. 병원을 상대로 분노하고 따져봤자 결국 내 마음만 다치고 고생할 것이 불 보듯 뻔했기 때문이다.

대한민국에서 내로라하는 큰 병원에서도 이런 치명적인 실수를 하는데 대체 누구를, 무엇을 더 믿겠는가. 병원 측은 계속해서 나를 설득하며 재수술 날짜를 잡으라고 종용했다. 결국 울며 겨자 먹기로 재수술 날짜를 잡고 고향으로 내려오는 길, 나는 이미 마음속에서 가장 크고 중대한 결정을 내렸다.

'재수술은 하지 않겠다. 이제 내 몸은 내가 알아서 관리하겠다.'

지방 병원에서라도 꼭 수술을 받으라는 의료진의 간곡한 권유가 이어졌다. 본인들의 실수에 대한 일말의 양심이자 책임 회피처럼 들리기도 했다. 장장 3개월 동안 계속된 서울 대형 병원의 끈질긴 권유에도 나는 흔들림 없이 꿋꿋할 수 있었다. 과감하게 재수술 일정을 취소하고 오롯이 '자연치유'의 길을 선택했다. 내 마음 속 깊은 곳에 자리 잡은 굳건한 의지와 생명에 대한 확신이 있었기 때문이다.

대부분의 암 환우들은 발병 사실을 알게 되면 극도의 불안과 두려움에 떤다. 내 생각이나 판단은 단 하나 없이 전적으로 의사에게 기대어 내 몸과 생명을 내맡기게 된다. 하지만 기억해야 한다. 내 몸의 진짜 주인은 바로 '나' 자신이다. 나를 가장 깊이 사랑하고 내 몸의 소리를 알아줘야 한다.

내 몸과 병에 대해 치열하게 공부하고, 치료의 방향 역시 철저히 내 주관과 방식대로 결정해야 한다. 물론 전문가인 의사의 말을 전적으로 무시하라는 얘기는 결코 아니다. 본인이 명확하게 판단해서 내 몸에 이로운

    두 번의 암이지만 괜찮습니다

것만 취사선택하라는 뜻이다. 아무리 훌륭한 의사라도 남은 인생을 책임져주지 않는다. 수술을 직접 집도했던 그 의사조차도 내 생명을 끝까지 보장해 주지는 못한다.

가끔 다른 환우들이 내게 묻는다. "의사가 항암 치료 안 해도 된다고 허락했나요?" 그럴 때마다 나는 단호하게 답한다. "내 몸의 주인은 나인데, 왜 의사의 허락을 구하고 그 말을 무조건 따라야 하나요?" 그렇다. 내 몸의 주인은 나고, 생명의 무게는 전적으로 내가 짊어지고 책임져야 한다. 사랑하는 자식도, 든든한 남편도 그 무게를 대신 져줄 수 없으며 의사는 더더욱 아니다.

우리가 마트에서 물건 하나를 구입할 때도 성분과 유통 기한을 꼼꼼히 따진다. 그런데 왜 생사가 걸린 중대한 암 치료를 선택할 때는 앞뒤 따지지도 않고 병원 의사가 시키는 대로만 끌려가는가.

엄밀하고 냉정하게 생각해 보자. 나는 치유를 원하는

'구매자'요, 의사는 병원의 치료 시스템과 약이라는 상품을 파는 '판매자'다. 구매자가 있어야 판매가 성립된다. 당연히 본인의 상품을 판매하려면 적극적인 마케팅을 할 수밖에 없다. 그렇다면 구매자인 우리는 그 상품이 내 몸에 맞는지, 어떤 부작용이 있는지 꼼꼼히 실익을 따져봐야 한다.

실익이란 수술이나 방사선, 독한 항암 치료를 받은 후의 생명 연장 확률과, 평생 안고 가야 할 치명적인 후유증 사이의 득실을 냉철하게 저울질해 봐야 한다는 뜻이다. 내 몸의 주도권을 타인에게 넘기지 말고 온전히 내가 움켜쥐어야 한다. 부단히 공부하고 연구하여 오직 나만을 위한 맞춤형 '치료맵'을 완성하고, 철저하고 단호하게 내 몸을 관리해 나가야 한다.

     두 번의 암이지만 괜찮습니다

폭풍 속에서도
흔들리지 않는 법

　재직 시절에 원발암을 겪을 때, 유방암의 특성상 우울증이 동반될 수 있으니 5년은 직장 생활을 이어가라는 권유를 받았다. 그 후 8년 동안 근무를 이어가고 명예 퇴직을 했다. 원발암 이후 12년이란 시간 동안 평온하게 잘 살아왔다. 암울했던 투병 기간도 긍정적인 마인드와 강인한 의지로 무사히 견뎌냈고, 직장 복귀 후에도 잘 적응해 냈다.

　명예 퇴직 후 4년째 되던 해, 투자 문제로 괴로운 시간을 보내고 있었다. 함께 투자했던 지인으로부터 시달림이 시작됐다. 설상가상으로 집안에도 어려움이 겹쳤다. 넘어지신 친정어머니를 모셔왔는데 남편까지 갑작스럽게 허리를 다쳐 움직일 수 없게 되었다. 두 사람을 돌보는 사이 체력은 눈에 띄게 약해졌다. 몸에 무리가 쌓이자 극심한 피로가 몰려왔고, 컨디션이 떨어지면서 불안감이 스며들었다. 이상한 예감에 병원을 찾았고, 결국 재발암이라는 뼈아픈 결과를 마주하게 되었다.

한 번의 암만으로도 가슴이 찢어질 만큼 아픈데, 재발이라는 판정을 받는 순간의 감정은 겪어보지 않은 사람은 결코 알 수 없다. 사람은 감당하기 어려울 만큼 큰 문제를 마주하면 오히려 고요해진다. 어설픈 상황에서는 두렵고 흔들리지만, 정말 큰 파도 앞에서는 오히려 모든 것을 내려놓게 된다. 그 순간을 받아들이며 마음은 차분해지고 이성을 되찾는다. 참 이상한 일이다. 왜 그럴까. 이미 마음 깊은 곳에서 준비가 되어 있었기 때문일 것이다. 내려놓을수록 마음은 오히려 평안해지고 잔잔해진다.

원발암을 겪을 때는 어린 딸들을 떠올리며 가슴이 무

　　　　　　　　　두 번의 암이지만 괜찮습니다

너졌지만, 이제는 훌쩍 자란 딸들을 생각하며 안도와 감사가 올라온다. 그때에 비하면 얼마나 다행인지 모른다. 마음은 내려놓을수록 넓어지고 깊어진다. 집착하고 저항할수록 오히려 더 좁아진다. 마음을 내려놓으니 모든 게 감사로 바뀌었다. 암 선고 전화를 받고도 담당 의사에게 허리를 굽혀 인사하며 몇 번이고 감사하다는 말을 되뇌었다.

원발암의 경험에서 얻은 지혜도 큰 힘이 되었다. 꾸준히 몸을 돌보는 방법을 익혀왔기에 앞으로의 삶도 잘 살아낼 수 있다는 확신이 있었다. 『손자병법』에 **'지피지기 백전불태'**라는 말이 있다. 암을 알고 나를 알면 백번 싸워도 위태롭지 않다. 그동안 쌓아온 공부와, 내 몸이 보내는 신호를 알아차리는 감각이 이미 내 안에 자리 잡고 있었다.

자기 사랑과 자기 신뢰는 어떤 큰 병이 와도 버텨낼 수 있는 가장 강한 힘이다. 인생을 살아가며 마음 그릇과 마음 근육을 키우는 것은 반드시 필요한 일이다. 뿌리 깊은 나무가 거센 비바람에도 흔들리지 않듯, 내 마음도 깊고 단단하게 뿌리 내려야 한다. 아무리 큰 산이 앞을 막고, 거센 파도가 밀려와도 흔들리지 않을 힘을 내 안에 길러야 한다.

"일어나는 모든 일은 그럴 만하기에 일어나는 걸세."

-『시크릿을 깨닫다』, 카밀로

최근에 읽은 책인데 쉽지 않았지만 분명한 깨달음이 있었다. 답은 결국 내 안에 있었다. 나는 스스로를 힘들게 하고 있었다.

감정은 상대가 주는 것이 아니라, 내가 받아들이는 것이다. 지금은 일어나는 모든 일에 감사하게 된다. 시간이 지나면 그 이유를 알게 되기 때문이다. 어려운 일이 닥치거나 누군가 나를 힘들게 할 때면 이렇게 되묻는다. 이 상황은 나에게 무엇을 가르치기 위해 왔을까.

　　　　　　두 번의 암이지만 괜찮습니다

이제는 쉽게 화가 나지 않고, 사람을 미워하지도 않는다. 이것이 내가 터득한 '마음 내려놓기'의 방식이다. 그래서 나는, 어떤 큰 문제 앞에서도 흔들리지 않을 수 있었다. 그리고 결국, 재발이라는 생명의 기로 앞에서도 고요함을 잃지 않을 수 있었다.

자연의 품에서
숨을 고르다

암 발병 후 수술을 마치고 첫 번째로 해야 할 일이 몸을 회복하는 일이었다. 함께 피폐해진 마음도 다스려야 했다. 감정을 많이 소모하는 직장 성격상 스트레스는 따라온다. 최대한 몸과 마음에 휴식을 줄 수 있도록 휴직을 했다.

8개월 동안 쉬며 첫 번째로 한 일이 독서였다. 감사에 대한 책을 구입해서 읽으면서 공부를 했다. 책을 계속 읽고 감사 일기를 쓰자 깨달음이 왔다. 그동안 당연하게 생각했던 일상이 감사함으로 다가왔다. 마음을 감사로 바꾸니 모든 게 감사로 변해 있었다.

돌아갈 직장이 있고, 함께할 동료가 있어 행복했다. 그동안 부족하게 보였던 직원들도 장점이 보이기 시작했다. 일은 좀 느리지만 예스맨이라 좋았다. 능력이 부족해도 긍정적인 마인드를 가져서 좋았다. 관점이 달라지니 모든 게 좋아 보이고, 아름다워 보였다. 평범함이 감사함으로 다가왔다. 바라보는 대로 보인다는 걸 깨닫게 되었다.

"감사하는 태도는 감사할 일을 더 많이 불러온다."

- 루이스 헤이

피폐해진 몸을 회복할 방법을 알아보고 있었다. 지인의 소개로 함양 백전 중학교(폐교) 터에 있는 '온 배움터'란 곳을 알게 되었다. 몇 학과가 있는데 몸을 다스리는 데 도움이 될 자연의학과에 남편과 함께 등록했다. 동양 의학을 공부하는 2년 과정 커리큘럼이었다.

'제사보다 젯밥에 관심을 둔다.'처럼 수업보다 몸 관리가 목적이었다. 앉아서 수업을 들을 수가 없었다. 수술 후 기력이 바닥이었다. 좌식의자에 기대 수업 끝나기만 기다리는 무늬만 학생인 셈이다. 수업은 격주 토요일 일요일로 1박 2일 동안 진행됐다. 수업 시간이나 수업 종료 후 마루타가 되었다.

최고의 선생님께서 내 몸에 침과 뜸으로 활기를 넣어주셨다. 함양 황토 찜질방을 이용해서 잠을 자고 인근 백반집을 이용해 식사를 해결했다. 하루하루 힘이 살아났다. 그렇게 2년 동안 과정을 마치며 내 몸은 치유로 향했다.

호르몬 양성 유방암이라 타목시펜(항호르몬제) 복용을 5년 동안 권유받았다. 졸라 덱스(항호르몬 주사제)는 4주 간격으로 2년 동안 처방받았다. 남편이 해외 논문을 들고 와 항호르몬제 부작용에 대해 설명하며 복용을 멈출 것을 권유했다. 갱년기가 가속화되는 부작용으로 인해 특히 여성들에게 치명적이었다. 1년 6개월 복용 후 끊

　　　　　　　　　두 번의 암이지만 괜찮습니다

었다.

　식이요법은 『밥따로 물따로 음양식사법』(이상문, 정신세계사, 2006)을 읽고, 그대로 실천했다. 밀가루 음식, 튀긴 음식 등 인스턴트 음식을 배제한 채식 위주 집밥을 철저히 실행했다. 틈나는 대로 산을 찾아 등산과 산책으로 체력을 길렀다. 편백나무 숲을 즐겨 찾아 맑은 공기를 마시며 최상의 컨디션을 찾았다. 8개월 만에 복귀해 직장 생활을 행복하게 하며 지냈다. 건강한 심신을 유지하며 12년 동안 잘 살아왔다.

12년 만에 다시 울린 경고음

언젠가부터 옆구리, 갈비뼈 아래쪽 어딘가에서 이상한 촉감이 느껴졌다. 밥알만 한, 작지만 단단한 무언가가 손끝에 걸렸다. 순간, 심장이 철렁 내려앉았다. 그 느낌은 이미 알고 있었다. 몸은 거짓말을 하지 않는다. 아무리 애써 외면하려 해도, 그 작은 이물감 하나가 나를 다시 과거로 끌어당겼다.

그 무렵 내 삶은 거센 파도 속에 있었다. 친정 어머니의 병간호, 남편의 건강 악화, 하루 세끼 가족 식사 준비까지. 정신적으로도, 육체적으로도 지쳐 있었던 시기였다. 몸이 보내는 신호를 무시할 수 없었다. 두려운 마음을 부여잡고 유방외과로 향했다.

     두 번의 암이지만 괜찮습니다

병원에 들어서는 순간 마음이 얼어붙었다. 대기실의 공기는 싸늘했고, 사람들의 표정은 모두 굳어 있었다. 누구도 말이 없었다. 가만히 앉아있어도 몸은 경직됐고, 손은 계속 떨리고 있었다. 접수하고 이름을 부르기까지 몇 분이 걸리지 않았는데, 그 시간은 몇 시간을 견디는 것처럼 느껴졌다. 초음파 검사실 앞에 앉아 숨을 죽이고 있을 때, '다시 여기까지 왔구나' 싶었다. 침대에 누워 기계가 몸 위를 미끄러질 때마다 내 몸속 어딘가에서 또 무언가 발견될까 봐 두려웠다.

검사 결과는 바로 나오지 않았다. 조직 검사를 추가로 해야 했다. 결과를 기다리는 일주일은 말로 설명할 수 없을 만큼 고통스러웠다. 밥도, 잠도, 일상도, 모두 무너져 내렸다. 머리는 항상 무거웠고, 마음은 바닥을 헤매듯 가라앉아 있었다. 온 가족이 조용해졌다. 아무도 말은 하지 않았지만 모두가 알고 있었다. 이건 단순한 검진이 아니라 '다시 그날'이 올 수도 있다는 두려움이었다.

'다른 장기에만 안 갔으면 좋겠다.'

빌고 또 빌었다. 가족들은 침울했고 나는 딸들을 생각하니 마음이 너무 저려왔다. 어린 가슴에 큰 상처를 두 번이나 안겨줄지 모른다는 생각에 잠 못 이루며 힘든 나날을 보냈다. 4월 29일, 하루 종일 기다려도 병원에서 전화는 안 오고, 숨죽이며 결과만을 기다리던 가족들의 전화만 이어졌다. 오후 5시 반에 전화벨이 울렸다. 큰딸과 손을 잡고 전화를 받았다.

'암이다. 림프 전이가 있다. 그러나 다른 장기는 깨끗하다.'

그 순간, 말없이 서로 고개를 숙였다. 나도 모르게 전화를 향해 "감사합니다, 감사합니다…."를 되뇌었다. 함께 고개를 숙이던 큰딸도 울먹이며 인사했다. 누가 들으면 이상할 것이다. 암 선고인데 감사하다니? 하지만 우리에겐 '다른 장기로 가지 않았다'라는 말이 기적처럼 느껴졌다. 그건 살 수 있다는 한 줄기 희망이었다.

 두 번의 암이지만 괜찮습니다

다시 한번 기회를 받았다는 느낌이었다. 가족 모두가 감사의 눈물을 흘렸다.

남편은 왜 재발이 된 건지, 담당 의사에게 화를 내며 따졌다. 나는 어차피 진료를 받아야 하니 그냥 잠자코 있자고 했다.

"괜찮아. 이미 벌어진 일이야. 그냥 받아들이자. 우리 에겐 시간이 필요해."

그러나 남편은 기어코 담당 의사에게 한마디 하고 말 았다. 그러자 의사 선생님은 담담하게 대답했다.

"항암이 안 맞는 환자였고, 12년을 건강하게 잘 살지 않았습 니까? 항암해도 재발됩니다."

의외로 담담했다. 12년 전 암 선고 때와는 달랐다. 그 때는 세상이 무너졌지만, 이번엔 아니었다. 이유는 분명했다. 아이들이 컸기 때문이다. 두 딸 모두 이제는 대학생, 제법 의젓하게 자신들의 삶을 준비하고 있었다. 이제는 남편과 셋이서 서로를 보듬으며 살아갈 수 있을 거란 믿음이 생겼다.

그리고 무엇보다 내 마음이 달라져 있었다. 죽음을 두려워하지 않게 된 건, '살아온 날들이 충분히 감사했기' 때문이다. 소풍처럼 인생을 살다 가면 되는 거라고, 언젠가부터 그렇게 생각해왔다. 내 나이 이제 예순둘. 더 살아도 감사, 여기서 멈춰도 감사였다. 물론 두려움이 전혀 없진 않았다. 여전히 밤이면 눈물이 나고, 아침이면 마음이 무거웠다. 하지만 마음 한편에서는 이렇게 중얼거렸다.

'이 또한 지나가리라.'

두 번째 암이 나에게 가르쳐준 것은 죽음이 아닌, **살아 있음의 가치**였다. 그리고 그 살아 있음은, 나 혼자만

　　　　두 번의 암이지만 괜찮습니다

의 것이 아니었다. 내 가족과 친구들, 환우들과 함께 이어져 있는 삶이기에, 오늘도 다시 눈을 뜨는 것이 기적이었다.

수술받지 않겠다.

이 말은 쉽게 나온 것이 아니다. 남편과 며칠을 두고 이야기한 결과였다. 남편에게 차분히 설명했다.

"이번엔 내 방식으로 해보고 싶다.

나 자신을 믿고, 내 몸을 믿어볼래."

수술 날 아침 일찍 회의가 열렸다. 왼쪽 겨드랑이 쪽인데, 몇 개가 있고 갈비뼈 밑에 있는 것은 pet CT상으로 깊이는 알 수 없다. 뼈에 붙어있으면 수술이 어렵고, 어디를 절개해야 한 번에 다 제거할지에 대한 진중한 회의였다.

수술은 순조롭게 진행되어 제시간에 마쳤다.

회복실에서 애써 심호흡을 하며 내 차례를 기다렸다. 손이 모자라 병실에 늦게 올라왔다. 병실에 올라와 회복 중, 수술 부위 가슴이 붓기 시작했다. 수술 부위에서 출혈이 있었던 것이다. 조치를 취했다. 붕대로 압박해서 위기를 모면했다.

다음 날, 교수님께서 회진하며 남편에게 한 말씀했다.

"이 수술, 대한민국에서 할 사람 없습니다."

남편은 머리 숙여 인사했다. "감사합니다."

며칠 전, 재발 소식에 충격을 받은 남편이 교수님께 목소리를 높였던 것을 잘 안다. 그 일에 대해 미안함을 담은 감사 인사였다. 짧은 한마디의 인사 속엔 죄송함

과 동시에 수술을 잘 마쳐 주신 데 대한 감사가 함께 담
겨 있었다.

일주일 후 요양 병원으로 옮겼다. 통원 예약 날짜 하
루 전 뜻밖의 전화를 받게 됐다. 서울아산병원 주치의
의 전화였다. 청천벽력이었다. 조직 검사 결과가 깨끗
하지 않다는 것이었다. 재수술을 해야 하니, 외과로 진
료 오라고 했다. 항암 치료도 않고 방사선 치료도 안 했
으면 좋겠다며 기대하였었는데.

혈압도 없던 내가 열이 올랐다. 림프에 통증이 오고
혈압이 180까지 올라 떨어질 줄 몰랐다. 아침이 되어도
떨어지지 않았다. 겨우 약을 먹고 떨어졌다. 그러나 마
음의 안정을 찾았다. 서둘러 서울아산병원으로 갔다.

그렇게 큰소리쳤던 교수님은 입을 봉하고 계셨다. 곤
란하다는 표정만 지을 뿐 아무런 설명도 하지 않았다.
대신 주치의가 얼굴에 진땀을 흘리며 설명을 이어갔다.

 두 번의 암이지만 괜찮습니다

수술 부위의 가장자리에서 '점.점.점'처럼 흩어진 암세포가 발견되었고, 재발성인 만큼 빠르게 재수술을 진행해야 한다는 이야기였다. 마치 그들의 실수는 없었다는 듯, 그저 '진행 상황'만 이야기할 뿐이었다.

"재수술은 늦어도 한 달 안에는 해야 합니다. 수술 날짜만이라도 받고 가세요."

나는 아무 말 없이 6월 7일로 재수술 예약을 잡았다. 하지만 마음은 이미 기울고 있었다. 설명을 들으면 들을수록, 내 몸은 더 이상 이런 고강도 치료를 버틸 수 없다는 확신이 들었다.

"그럼 재수술 후엔 어떤 치료를 받게 되나요?"

내가 물었다. 돌아온 대답은 예상보다 훨씬 더 무거웠다.

"항암 8차, 방사선 30회, 표적 치료 1년, 항호르몬제 복용까지… 종합적으로 들어갑니다."

마음속에서 '이건 아니다'라는 소리가 들렸다. 몸도 마음도 그 모든 치료를 견딜 준비가 되어 있지 않았다. 집으로 내려온 나는 깊이 생각했고, 곧 책을 사서 읽기 시작했다. 자연치유, 식이요법, 치유된 사례들… 닥치는 대로 정보를 모았다. 밤을 새워 공부했다. 그리고 조용히 결심했다. 재수술 받지 않겠다고.

대구에 있는 파동연구소의 교수님께 내 몸의 상태를 진료했다. 그렇게 주도적인 내 방식의 치유가 시작되었다. 파동연구소 교수님은 항암만 안 하고 오면 치유할 수 있다며 희망을 주셨다.

'항암을 하더라도 이 몸이면 5년은 넘게 삽니다.' 이 말을 듣고 '재수술 안 하면 10년은 더 살겠구나. 수술 안 하는 게 오히려 낫겠네.'라는 생각이 미치자, 환희가

 두 번의 암이지만 괜찮습니다

몰려오며 주체할 수 없는 행복감이 몰려왔다.

남편이 다시 백방으로 수소문해 찾은 분은 인도의 차크라 대가였다. 그때 내 상태는 팔을 들어올릴 수 없을 만큼 굳어 있었고, 병원에서는 절대 무리하지 말라고 경고했다. 하지만 차크라 원장님은 사정없이 팔을 만지더니 갑자기 "팔 들어보세요." 하셨다. 깜짝 놀랐다. 팔이 '만세 자세'로 쭉 뻗어진 것이다. 거짓말처럼.

그렇게 1차크라부터 7차크라까지 균형을 맞췄다. 이후 다시 파동연구소를 방문했고, 차크라 전문가분께도 재방문했다. 그분은 내 몸을 확인하고 웃으며 말했다.

"더 오실 필요 없습니다. 지금 상태면 충분합니다."

그 말을 듣고서야 살 수 있을 것 같았다. 그 길이 내 길이라는 확신이 들었다. 내 몸 안에 있던 치유력, 내면의 에너지가 스스로 깨어나기 시작했다. 그 느낌은 말로 설명할 수 없다. 자연치유는 신비롭고 놀라웠다.

와아!

재수술 안 할 생각에 환희가 몰려온다. 마음이 충만하니 몸이 저절로 치유로 이어졌던 것이다. 우리 몸은 이처럼 자연치유력이 장착되어 있다. 일깨워만 주면 치유가 시작된다. 신비하다.

서울아산병원 재수술 예약은 취소했다. 자연치유를 하는 동안 병원에서 전화는 수차례 걸려 왔다. 병원에서는 끝까지 본인들의 실수는 인정하지 않았다. 재수술 필요성을 강조하며 지방에서라도 수술받기를 신신당부했다.

하지만 나는 안다. 내 삶의 주인은 나이고, 내 몸의 변화는 내가 제일 먼저 느낀다. 지금 이 순간도 내 안에서는 치유가 진행되고 있다.

　　　　두 번의 암이지만 괜찮습니다

물 한 모금 없는 단식을 견뎌내다

파동연구소를 한 달에 한 번씩 방문했다. 체질 검사하여 나의 체질에 맞는 식이요법을 하기 시작했다. 처음에는 모든 식품을 검사하여 곰팡이나 다른 균들이 없나 검사했다. 채소를 익혀서 집 된장에 찍어 먹었다. 체질에 맞는 뿌리채소 위주로 식단을 준비했다.

재발암 환자로서 하나라도 어긋나는 순간에는 모든 게 허사로 돌아가 목숨과 직결된다. 하나에서 열까지 모든 것을 철저히 하지 않으면 안 된다. 그렇게 음식을 철저하게 관리하고, 꾸준한 운동으로 체력을 보강하며 하루하루 몸에 있는 암을 관리하며 살아가고 있었다.

해물과 밀가루 음식, 견과류를 제외했다. 해물은 뱃속에 들어가서 화학반응을 일으켜 발암 물질을 생성한다. 밀가루는 보존료와 함께 소화불량을 야기한다. 견과류는 친환경을 구해서 검사해도 곰팡이 독소가 없는 게 없었다.

암은 계속 자라는 게 아니다. 좋은 컨디션일 때는 그대로 있다가 몸 컨디션이 나빠질 때 조금씩 자라게 된다. 감기를 앓든가, 몸에 나쁜 음식을 먹든가. 바이러스가 침입해 있든가, 면역력이 떨어지면 암이 클 수 있는 환경이 된다. 그때 자라게 된다. 인생사 스트레스 없이 살아가기 힘들다. 커다란 이슈는 없었지만 2020년 봄에 파동연구소를 찾았다. 그런데 교수님 말씀에 뉘앙스가 좀 달랐다. 암이 크고 있음을 암시적으로 시사했다.

'아, 이제 다 놓고 산으로 가고 싶다.'

내 마음속에서 자연을 찾고 있었다. 남편과 둘이서

집 가까운 곳 임실, 운암, 구이, 소양 등 산수 좋고 공기 좋은 곳을 수소문하기 시작했다. 그러던 중 친구 소개로 임실 구수골에 있는 '자연인 이태근' 선생님을 알게 되었다. 임실 구수골 '자연인 이태근' 선생님께 상담을 갔다.

그런데 초행길에 비는 오고 논두렁으로 차가 빠지는 사고가 발생했다. 네비게이션에서는 겨우 2분 남았다고 하지만, 핸들을 틀면 계속 바퀴가 빠졌다. 선생님께 도움을 요청드렸다. 렉카차가 왔다. 기사님과 이태근 선생님 애길 했다. '유명한 분이시고 TV에 여러 번 출연하셨다.'라고 말씀해 주셨다.

'선생님이 저를 구렁텅이에서 빼내어 살려 주시려고 인연이 돼서 여기에 온 것이다.'

내 마음이 그렇게 생각했다. 그만큼 절실해서 매달리려 왔다. 구수골은 산속이라 비 오는 날은 운해가 내려온다. 신선이 내려오는 것 같다. 고즈넉한 한옥에 푸른 잔디는 바라만 봐도 힐링이 된다. 마음이 편해졌다. 바로 결정하고 다음 날 구수골로 들어왔다.

5일간 건단식과 3개월 과일 단식, 3개월 생식 프로그램이 시작됐다. 물 한 모금 안 마시는 건단식에 들어갔다.

산행 운동도 함께했다. 산 한 바퀴 도는 데 1시간 30분 소요된다. 하루 5~6바퀴씩 돌았다. 물없이 산을 돌다 보니 몸은 기진맥진이다. 입은 타서 쩍쩍 달라붙었다. 배고픔보다 갈증 때문에 너무 힘들다.

살기 위해서 선택한 마지막 선택이다. 날마다 몸은 야위어 가고 뼈만 앙상하게 남았다. 내 스스로 거울을 볼 수 없다. 가족들은 모두 안테나가 나에게 쏠려 있다. **첫째 날**은 그래도 견딜 만했다.

둘째 날, 갈증은 더 심해졌다. 아침에 일어나니 힘이

　　　　　　두 번의 암이지만 괜찮습니다

하나도 없다. 살기 위해 억지로 걷는다. 딸들을 생각하며 힘을 낸다. 오르고 또 오른다. 하루하루 기록을 남기며 건단식을 이어갔다.

셋째 날은 앞으로 이틀 후를 생각하니 희망이 있었다. 건단식이 끝나면 과일 단식이 기다리고 있기 때문이다. 아이들과 남편, 가족들, 환우들의 응원 메시지가 끊이질 않는다. 나는 살기 위해 선택한 길이다. 친정어머니를 비롯한 다른 분들은 회생 불가능한 것으로 알고 있었다. 사랑한다는 문자들이 내게 날아와 있었다. 나중에 들으니 이구동성으로 끝이라고 생각했단다. 대부분 재발암 환자들은 살아남기 힘들다고 인식되어 있었다.

'자연인 이태근' 선생님께선 신장 이식을 하신 분이다. 평생 드셔야 할 스테로이드제를 끊었다. 하루 한 끼 생식을 드신다. 지금까지 건강하게 살고 계신 자연인이다. 2016년 당시 각종 언론에 26회나 출연한 작가시며 유명인이다. 선생님의 지도 아래 공기 좋고 산수 좋은 구수골 한옥에서 3개월의 자연치유가 시작되었다.

메모장엔 이렇게 쓰어 있다.

'단식 셋째 날, 너무 힘들다. 하지만 벌써 절반이나 왔다. 오늘도 입마름 땜에 어제처럼 힘들다. 오늘도 아침, 점심, 저녁 세 바퀴밖에 못 돌았다. 변을 한 방울……'

건단식 셋째 날, 죽을 만큼 힘들지만 살기 위해 산을 오른다.

딸들과 소통 『대전 팸』 카톡 방

엄마도 살기 위해 죽을 만큼 힘든 길을 택했다. 잘 견뎌볼게. 너희들도 각자 위치에서 죽을 만큼 힘들도록 사투를 벌여봐. '하면 된다.' 엄마도 암 사멸 꼭 하고야 만다. 아자! 아자! 우리 가족 파이팅!!! 엄마니까 성공할 거야, 믿어준 딸들 사랑해.

　　　　두 번의 암이지만 괜찮습니다

운동할 때, 힘들 때, '엄마가 더 힘들다.'라고 생각하면서 버티니까 안 힘들더라. '엄마, 사랑해' 딸들이 호강시켜 줄 테니까 그때까지 건강하자!

건단식 4일째다. 오늘은 어제 그제보다 좀 낫다. 내일까지만 하면 맛있는 과일과 효소 꿀물이 기다리고 있다. 더 힘을 내자. 오늘은 다섯 바퀴 채웠다. 살아 있음에 감사하다. 사랑하는 가족들을 생각한다. 클래식을 들으며 산에 오른다.

건단식 5일째다. 건단식 마지막 날이다. 네 바퀴를 돌았다. 클래식을 들으며 산을 오른다. 진달래 언니가 내일은 과일, 효소 꿀물 먹을 수 있을 거라 얘기했다. 선생님은 며칠 더 했으면 한단다. 오늘로 끝낸다고 말씀드렸다. 온몸에 열이 오르는 명현 현상이 나와야 하는데 아직이라며 더 열정을 내라고 하신다.

그래, 오늘 저녁부터는 효소 꿀물 먹을 수 있을 거야,

그래도 엄마가 누구야! 해냈잖아. 너희들도 누구 딸? 엄마 딸! 못 이룰 것 없다. 화이팅!!! 오늘도 살아 있음에 감사 또 감사.

산을 한 바퀴 돌면서 제일 크고 건강한 아름드리 나무를 '엄마 나무'로 명명했다. 그 앞에서 쉬고 기운도 받았다. 엄마처럼 얘기도 하면서 '엄마 나 좀 살려주세요, 엄마 사랑해요.'를 외쳤다.

전주에서 친구와 지인이 함께 찾아와 응원도 해준다. 내일부터 과일 단식에 들어간다고 했다. 수박과 과일을 들고 찾아왔다. 마지막 산 한 바퀴를 돌며 얘기도 했다. 응원 에너지를 마음껏 쏟고 갔다. 저녁에 남편도 들렀다. 과일을 사가지고 왔다. 냉장고에 과일이 한가득 쌓였다.

6일째, 드디어 과일과 효소 꿀물식으로 전환했다. 대구에서 온 수련 씨와 이야기를 나눴다. 육종암 재발 환

   두 번의 암이지만 괜찮습니다

자다. 수술, 항암 후 집에서 7일간 단식했단다. 과일 단식하다 구수골에 7월 4일에 들어왔다. 48세 독신 여성인데 의지력, 열정이 남달랐다. 나도 따라하기 힘들 정도다.

아침 산행 후 첫 과일… 아침부터 수박이 제일 먹고 싶다. 많이 먹었다. 그 첫 맛이란 이루 표현할 수 없다. 수박이 이렇게 달고 맛있었던가? 한 번에 한 통의 1/5쯤 먹었다. 평소 같으면 어림없다. 냉장고에 들어간 수박은 한 조각도 못 먹었다. 신기하게 차가운 수박을 먹어도 이상이 없다. 점심때도 수박을 먹었다. 저녁에는 기다리고 기다리던 효소 꿀물 150ml를 먹었다. 너무 맛있다. 더 마시고 싶다.

효소 꿀물은 물 75%, 꿀 15%, 감 식초 5%, 매실 효소 5% 비율이다.

-『사랑의 자연치유』, 이태근

과일 효소 단식 2일째. 갈증과 힘 없는 것 때문에 산에 오르는 것이 너무 힘들다. 그래도 단식 때 비하면 견딜 만하다. 아직도 몇 번씩 쉬고 오른다. 물로 입을 적시며 간다. 한 바퀴 돌 때마다 생 매실을 따서 씹고 다녀온다. 수련 씨가 점심으로 뭐 먹을 거냐 물어본다. 또 수박을 먹겠다고 했다. 그만큼 내 몸에 수분 보충이 필요하다는 입증이다.

단식 후 큰 변화는 몸이 따뜻해졌다. 많은 요법들도 안 되던 것이 건단식 후 따뜻해졌다. 배와 손, 발 모두 다 따뜻하다. 우리 몸의 자연치유력은 과연 어디까지인가? 우리 몸은 슈퍼컴퓨터임을 실감한다.

과일 효소 단식 3일째. 새벽 4시 20분에 대변을 조금 봤다. 남편이 아침 일찍 왔다. 복숭아, 자두, 귤을 사가지고 왔다. 고무신 슬리퍼와 이불도 더 가져왔다. 아침 산행 후 작은 복숭아 3개를 먹었다.

과일 효소 단식 4일째. 조금씩 나아지고 있다. 아침부터 마당에 핀 꽃을 카카오스토리에 올렸다. 너무 예쁘다. 백합, 수선화, 연꽃, 나리 등. 자연이 너무 예쁘고 감사하다. 새도 마당에 내려왔다. 새벽 5시 반, 수제비처럼 대변을 봤다. 어젯밤 뒷머리에 땀이 났다. 몸이 더워졌나?

과일 효소 단식 5일째. 밤새 고열에 시달렸다. 팬티만 입고 옷을 다 벗었다. 덥고 가려워서 잠을 못 잤다. 어제부터 명현 현상이 시작된 것이다. 다른 이들은 건단식 기간에 나타나기도 한다. 난 어제부터 시작됐다.

마당에 백합이 흐드러지게 피었다. 온 집안에 백합 향이 한 가득이다. 앞 연못에 홍연도 너무 곱고 예쁘다. 어찌 이리도 잘 가꾸어 놓았을까? 선생님의 자연 사랑에 머리가 숙여진다. 주말에 애들이 온다고 했다. 기대가 된다. 죽을 만큼 힘들 때 가족을 생각하며 힘을 냈다. 가족 만날 생각에 가슴이 뭉클해온다.

과일 효소 단식 6일째. 어제보다는 아니지만 밤에 고열에 시달렸다. 뒷머리에 땀이 났다. 오늘까지 3일째 열이 난다. 오전에 산 세 바퀴, 오후에 세 바퀴 돌았다.

과일 효소 단식 7일째. 오늘은 남편 생일이다. 남편에게 아침 일찍 생일 축하 문자를 했다. 내 얼굴 사진도 보냈다. 아이들이 전주에 내려왔다. 아빠하고 생일 축하 점심을 먹고 구수골로 오기로 했다. 어제 밤잠을 못 잤다. 아이들 만날 생각에 너무 기뻤다. 힘을 내서 샤워하고 처음으로 드라이도 했다. 방 청소도 하고 맞을 준비를 끝냈다. 드디어 상봉, 만나면 울 것 같았는데 울지 않았다. 아이들도 씩씩하고 엄마 보니 안심되는 듯 보인다. 남편도 이젠 죽을 것 같진 않단다. 그간 염려를 많이 한 듯하다. 역시 가족의 힘!! 내년 남편 생일 땐 내 손으로 미역국을 맛있게 차려 줘야지 생각한다.

3개월 단식 기간에 54일이 장마가 졌었다. 장화 없이는 산을 오를 수 없었다. 빨강과 네이비 두 색깔의 장화

 두 번의 암이지만 괜찮습니다

가 준비됐다. 우비를 입고 우산을 쓰고 날마다 비와의 전쟁이다. 3개월 동안 자연과 함께하며 많은 것을 깨달 았다. 자연의 위대함이다. 묵묵히 그 자리에서 모든 이 들을 품어준다.

60년 인생의 안식년 같은 꿈같은 산속 생활이었다. 환자인 나도, 주변인들도 부러워할 정도로 자연에 흠뻑 빠져 있었다. 자연과 함께 살았다. 내 몸이 행복하고 치 유됨을 날마다 실감했다.

우리 몸은 물을 안 먹어도 땀도 소변도 배출시킨다. 단식 3일째부터는 대변도 볼 수 있다는 사실을 알았다. 3개월을 과일만 먹고도 충분히 살아갈 수 있다. 그 몸 으로 산을 5~6시간씩 오를 수 있다. 인간은 자연과 더 불어 살아야 한다. 깨달음엔 끝이 없었다.

구수골 자연치유 과정을 거치고 다시 검사를 받았다. 결과를 세 가지로 예상했다. 지독하게 실행했으니,

첫째, 암이 사라졌거나,

둘째, 작아졌거나,

셋째, 멈춰 있거나.

그렇게 시작된 진료, 1시가 되어 교수님을 만나게 되었다.

나: 전주 환자입니다.
선생님: 꽤나 오래되었지요?
나: 20개월 만입니다.

진료를 하더니 일초의 망설임도 없이 검사 오더를 수도 없이 내린다. 세침 검사에 입원 전 검사까지 모조리 하고 나니 오후 5시 반이 되었다. 몸은 파김치가 되었다.

결국 결과가 나왔다. **'암이 비활동으로 바뀌어 있다.'** 정말 고생했다. 앞으로 보식이 문제이다. 철저히 잘 지켜서 관리만 하면 된다. 관리가 잘돼서 암은 그 자리에만

 두 번의 암이지만 괜찮습니다

있었다. 림프는 깨끗해서 왼쪽 겨드랑이에 몇 개 있는 암을 제거하는 수술만 하면 된다고 한다. 천만다행이다.

검사 과정에서 그간의 교수님 마음을 읽을 수 있었다. 명의로서 환자를 설득하지 못하고 암이 남겨진 채 환자를 보냈었다. 그때의 교수님 심정이 느껴졌다. 신중에 신중을 기하고 있는 것이 눈에 보였다.

두 번째 수술 후 교수님은 말이 없으셨다. 그 당당하셨던 모습은 온데간데없었다. 주치의 선생님 말씀이 '교수님께서 엄청 신경 쓰셨다.'라는 말을 전했다. 그렇게 가슴을 억누르던 두 번 수술이 마무리되었다.

수술 이후 항호르몬제 복용과 방사선 치료 등 모든 치료는 내 뜻대로 결정되었다. 교수님께서는 내 결정에 따라 주셨다. 더 이상 말씀이 없으셨다. 그 후로는 6개월에 한 번씩 몸 상태를 확인하는 소극적 통원만 했다.

3장

자연치유로
암을 극복하라

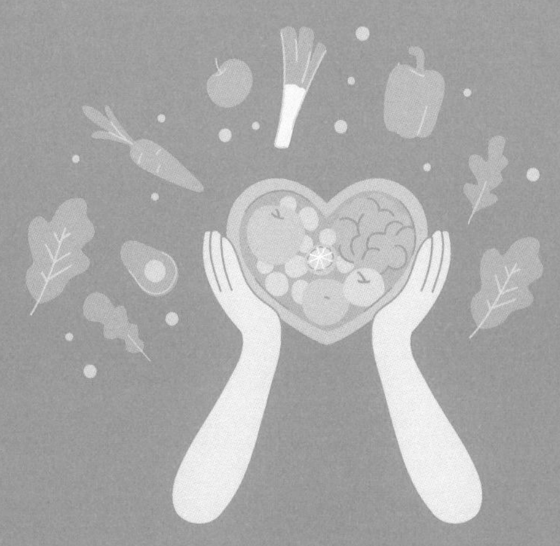

자연 속에 숨겨진
치유의 마법

자연치유에서 제일 중요한 것은 자연 환경이다. 문명의 발달에 따른 환경 파괴와 공해는 건강을 해치는 주요 원인이다. 대기 오염으로 인한 폐해는 불쾌감을 넘어 생명까지 위협하고 있다. 암의 큰 원인 중 하나가 환경 오염, 대기 오염이다. 자동차 매연, 쓰레기 소각장을 통해 나오는 다이옥신 등, 일일이 거론하지 않아도 생활 환경에 발암 물질들이 산재해 있다. 자연으로 가야 하는 이유이다.

맑은 공기는 병을 치유한다. 산소 덕분이다. 산소는 우리가 먹은 음식물의 영양분을 에너지로 바꿔준다. 대사 과정이 제대로 안 되면 젖산이 쌓이게 된다. 젖산

      두 번의 암이지만 괜찮습니다

은 인체를 산화시키고 피로 물질을 만들며 조직을 훼손한다. 산소가 부족하면 면역 체계도 무너진다. 면역 체계가 무너지면 각종 질병에 노출된다. 질병뿐만 아니라 암의 발병 원인이 된다. 도시와 산속의 산소 농도는 1~2% 차이가 난다. 대기 중 산소 농도가 낮으면 인체 기능이 떨어진다. 암 환우들이 산을 찾는 까닭이다.

산소를 많이 마시려면 산속 생활을 해야 한다. 직접 집을 짓고 아예 산속에서 생활하는 것이 제일이다. 하지만 현실 생활에서 무조건 산속 생활만 고집할 수 없다. 차선으로 등산을 하고 숲속을 찾아 산책을 하며 자연을 즐기는 것이다. 산소포화도야말로 자연치유력을 높이는 직접적인 요소이다. 물론 병원에서 기계 장치로 하는 고압 산소 치료도 있다. 그러나 자연치유와는 비교가 불가능하다. 직접 자연에 몸담고 자연을 온몸으로 느껴야 한다. 호흡을 통해 폐포 깊숙이 산소를 공급할 때 비로소 내 몸은 깨끗하게 정화되며 깨어난다.

임실 구수골은 내가 제일 힘든 시기에 지냈던 곳이다. 문명의 폐해가 닿지 않는 깊은 산이다. 숲속은 바라보기만 해도 마음이 상쾌하고 힐링이 된다. 3개월의 피나는 산속 생활로 값진 체험을 했던 곳이다. 그때 체험은 내 60년 인생에서 안식년 선물로 받은 다이아몬드처럼 빛났다.

구수골은 지금도 자연인 이태근 선생님이 거주하며 암 환우들이 끊임없이 찾는 곳이다. 예전엔 버스가 안 다니던 오지였으나, 지금은 청정 자연 환경으로 도심에서 찌든 현대인들의 안식처가 되었다. 자주 가서 산속을 거닐며 자연과 대화하고 숨쉬며 내 몸을 관리하고 있다. 내가 원하기만 하면 산은 가까이에 기다리고 있다. 언제 달려와도 엄마 품처럼 따스하게 품어준다. 어려울 게 하나 없다. 일단 가까운 자연으로 떠나면 된다. 준비도 필요 없다. 나는 건강하다는 마음만 있으면 된다.

자연을 거닐며 자연과 대화하면서 그간에 인연 맺은

  두 번의 암이지만 괜찮습니다

많은 분들도 떠올려 본다. 자연 속에 살면 맑은 마음과 감사하는 마음, 사랑하는 마음이 저절로 올라온다. 구수골에 있는 동안 병원에서 따뜻하게 대해준 분들이 하나하나 떠올랐다. 한 분 한 분 통화하며 울면서 감사함을 전했었다.

자연에 오면 자연을 닮고 아이들처럼 순수한 마음이 올라와 몸도 마음도 치유가 일어나게 된다. 공기는 수정처럼 맑다. 자동적으로 코가 벌름거려진다. 피톤치드가 머리부터 발끝까지 말끔히 씻어준다. 나무의 상쾌한 향과 산나물의 향긋함까지, 이곳은 각종 동물과 벌레들과 함께 숨쉬며 살아가는 공간이다.

지리산 자락 구례 계척마을(산수유 시목지 마을)에 시이모님 세컨하우스가 있었다. 이모님 살아생전에 계셨던 시골집이다. 이종사촌 시숙님께 부탁드려 날짜를 조정해서 이용했다. 마을이 산에 접해있고 저수지도 있어 살기 좋고, 배산임수가 갖춰진 곳이다. 산 밑이라 공기도 너무 좋고 산이나 들에 제철 나물들이 지천으로 깔려있다. 바구니만 가지고 나가면 쑥과 달래, 냉이, 머위나물, 미나리 등 야생 제철 채소를 채취하여 싱싱함 그대로 먹을 수 있다.

아침에 새들이 지저귀며 알람을 해주고 안개가 마당 앞까지 내려와 상쾌한 아침을 맞을 수 있다. 밤에는 일찍 칠흑 같은 어둠이 내려앉아 숙면을 취할 수 있다. 일찍 잠자리에 들어 장기의 유주 시간에 따라 장기 회복이 빠르다. 가까운 곳에 천은사가 있고, 지리산 정원과 구례 예술인 마을도 산책 코스로 안성맞춤이다.

지리산은 깊고 웅장하다. 그 자락 어디라도 계곡에 물이 흐르고 숲이 깊어 공기의 질이 다르다. 매일 갔던 천은사는 템플스테이 장소로도 유명하다. 계척 마을에 있는 동안 2박 3일 일정으로 템플스테이를 참여했다.

산사의 아침은 경이롭다. 맑은 새소리에 잠이 깨고

 두 번의 암이지만 괜찮습니다

새벽 예불의 범종과 목탁 소리는 마음을 씻겨 내리듯 청아하다. 내 몸과 마음이 저절로 닦이는 경험을 준다. 청아한 종소리와 목탁 소리로 마음속 깊은 곳에서 공명을 일으킨다. 스님들과 산사의 새벽을 함께하며 저절로 머리가 샘물처럼 맑아진다.

고요한 산사의 아침은 마음에 평안을 준다. 산사의 아름다운 모습에 반한다. 멀리 운해가 내려오는 산을 바라보며 하는 담백한 식사도 꿀맛이다. 곳곳을 다녀보니 걸을 곳도 잘 해놓고 숲도 조성이 잘 되어있어 힐링할 수 있는 곳은 널려있다.

내 마음만 가지고 떠나면 된다. 우리나라 좋은 나라이다. 아름다운 금수강산이다. 원하는 곳이 있으면 머뭇거리지 말고 자연으로 떠나야 한다. 자연을 친구 삼아 함께 걷고 즐기면 몸은 저절로 치유된다. 바라보는 자연이 그림이고 동양화다.

산이 좋아 산을 즐겼다. 바다도 좋고 호수도 좋다. 내가 좋아하는 곳, 그곳이면 된다. 자연을 자주 찾으면 자연 친화적이 되어 마음과 몸이 자연을 닮아간다. 평온하고 기쁘며 감사하고 행복하다. 풀잎 하나하나도 사랑스럽고 날마다 자라나는 모습도 예쁘다.

시골 출신이지만 예전엔 몰랐었다. 씨 한 알에 모든 유전자가 함축되어 있는 것을. 그 한 알이 사랑스러운 모습으로 자라나는 것을 보며 생명의 존엄함을 알아가게 된다. 자연에서 생명의 신비함을 배우게 된다. 이게 치유의 과정이다. 오늘도 자연의 위대함에 감사한다.

두 번의 암이지만 괜찮습니다

무섭다고? 내 몸의 주도권을 되찾는 가장 안전한 길

"내 몸은 내가 주인인데 내 마음대로 해야지

왜 의사 마음대로 해야 되냐?"

지금껏 나를 살릴 수 있다고 장담한 의사는 하나도 없었다. 항암도 몇 번 해보고 CT를 찍어 암이 커지면 더 독한 약으로 바꾸고 내성이 생겨 다른 장기로 전이가 되면 이렇게 말한다.

"죄송합니다. 더 이상 해줄 게 없습니다."

그래도 병원에만 의지하고 내 몸을 내팽개칠 건가? 환우들은 항암제를 제초제라 부른다. 밭에 제초제를 뿌리면 풀만 죽는 게 아니라 반경 몇 미터의 작물이 함께 타 죽는다. 땅도 되살리는 데 몇 년이 걸린다. 우리 몸에 제초제와 같은 항암제를 투여하면 우리 몸은 과연 어떻겠는가? 암세포만 죽는 게 아니라 정상 세포까지 죽고 면역력이 떨어져 각종 후유증에 시달려 몸이 견디지 못한다. 오죽하면 암으로 죽는 게 아니라 항암제로 살해당한다고 하겠는가?

현대 의학은 결과 치료에 불과하다. 암은 밭에 씨앗이 뿌려지듯 온몸에 씨앗이 있다고 봐야 한다. 그래서 원인이 치료가 안 되면 재발이나 전이가 된다.

자연치유를 하라고 하면, 불안해서 어떻게 병원을 떠나냐? 두려움에 떠는 경우가 많다. 암 선고를 받으면 물론 죽음의 공포에 휩싸인다. 예상치 못한 결과에 하늘이 무너지고 유리창이 와장창 깨지듯 일상이 산산조각 난다. 마음도 두렵고 불안하다. 그래서 성급한 결정의 유혹에 빠지곤 한다. 빠른 치료 효과를 보고 싶어 한

        두 번의 암이지만 괜찮습니다

다. 그러다 보면 충분히 병을 들여다보고 심사숙고하지
를 못한다.

정신은 집에다 빼놓고 허수아비만 병원을 돌아다닌
다. 의사의 얘기에 목매며, 물에 빠져 지푸라기라도 잡
으려는 심정이 된다. 내 목숨은 의사에 달려있다고 철
석같이 믿는다. 의사의 한마디에 따라 천당과 지옥을
왔다 갔다 한다.

수술하자면 수술을, 항암하자면 항암을, 방사선 치료
하자면 방사선 치료를. 본인 의사는 하나도 없다. 의사
에게 내 목숨을 맡긴다. 가게에서 물건 하나 살 때에도
이게 좋은지 저게 나은지 비교하고 따져 보면서, 내 목
숨이 달려있는 병원 치료는 아무 생각 없이 의사의 결
정에 따른다.

나는 그러지 않았다. 수술을 하고 항암 치료와 방사
선 치료를 거부했다. 내 몸은 내가 알고 있다. 살고 싶

었고, 높은 삶의 질을 누리며 살고 싶었다.

광주에서 통합 의원을 운영하시는 전홍준 박사는 외과 의사였다. 그는 수술하고 재발한 환자를 보며 회의를 느꼈고, 자연치유를 도입했다. 결국 통합 치료로서 전인 치유에 힘쓰고 있다. 그는 혈액 오염을 암의 주된 이유로 본다. 개울에 찌꺼기가 쌓이면 물이 흐르지 않고 고여 썩게 되듯, 우리 몸에도 오염된 혈액이 돌면 몸이 아플 수밖에 없다. 깨끗한 혈액이 돌게 하면 병도 없어진다. 혈액 순환과 기의 흐름이 답이다.

자연치유를 선택한 나에게 환우들이 묻는다. 의사가 항암 안 해도 된다고 했냐고. 나는 대답한다.

**'내 몸은 내가 주인인데 내 마음대로 해야지,
왜 의사 마음대로 해야 되나?'**

의사도 내 목숨을 장담 못 하는데 불안하다고 병원을

 두 번의 암이지만 괜찮습니다

못 떠나는 것은 확신이 없어서다. 우리 몸은 슈퍼컴퓨터다. 내 몸의 자연치유력을 되살리고 면역력을 높여주면 스스로 병이 낫는다. 누구라도 붙잡고 있으면 기댈 수 있으니, 불안한 마음이 조금은 누그러질지 모른다. 하지만 진실을 제대로 봐야 한다.

뭐가 옳은 길이고 살 길인가?

두려워하지 말고 불안에 떨지 말고, 내 몸의 자연치유력과 항상성, 면역력에 몸을 맡겨보자. 신비한 체험이 기다리고 있다.

만병의 근원을
뿌리 뽑다

두 번 암을 겪으면서 암의 발병 요인에 대해 심각하게 고민해 봤다. 뭐가 문제였을까? 앞으로 무엇을 어떻게 바꿔 나가야 할까? 그 첫 번째가 무엇인가?

찾은 답은 스트레스였다.

암세포는 누구나 가지고 있다. 암은 아주 천천히 조금씩 자라다가 기회가 찾아올 때 발현된다. 스트레스를 받지 않을 수는 없다. 하지만 나만의 방식을 찾아 스스로 없애는 방법을 터득해야 한다. 내 발병 원인, 스트레스의 근원을 찾아 해결하는 게 가장 중요하다. 내 마음을 찬찬히 들여다봐야 한다. 밑에 깔려 있는 응어리, 내

면아이를 끌어올려 대화를 시작했다. 담고 있는 스트레스를 풀지 않으면 치유할 수 없다. 그간의 생활을 다 바꾸는 대전환이 필요하다.

스트레스에서 자유로워져야 한다. 자녀도 남편도 다 내려놓고 일단 내가 있어야 자식도 가족도 있다는 마음을 가져야 한다. 내 마음이 편한 대로 결정하고 행동했다. 엄마로 아내로 살던 나도 다 내려놓고 내 마음이 시키는 대로 나를 찾아 떠났다. 진정한 나를 찾아 내면으로 떠나면 평안이 찾아온다. 그때부터 우리의 몸 슈퍼컴퓨터가 서서히 정상 작동하기 시작한다. 그러면 방향 설정이 제대로 된 것이다. 첫번째 단추가 제대로 끼워진 것이다.

암 발병 원인은 다양하다. 하루아침에 암이 생기는 것도 아니다. 적어도 5년에서 10년 정도의 기간에 걸쳐 암세포가 서서히 자라나서 암이 된다. 재발암을 겪으면서 깨달은 게 있다. 치유에 가장 중요한 건 뭘까? **제1원**

인은 스트레스다. 모든 걸 잘하고 있어도 스트레스가 심하면 말짱 허사다. 음식을 모범적으로 제철 채소식으로 챙겨도, 운동을 꾸준히 하고 마음 수련을 꾸준히 해도, 스트레스가 심하면 소용없다.

내 경우 스트레스 원인은 투자 문제였다. 같이 투자한 지인과 투자금 회수 문제로 시비가 있었다. 상대방은 나를 몇 달 동안 밤낮없이 전화로 문자로 괴롭혔다. 본인도 돈 벌고 싶어 투자했으면서 책임을 엉뚱한 나에게 전가했다. 2018년 게임이 잘나가던 시절, 언니 지인의 회사에 투자를 했다. 주변에 있던 지인이 본인도 벌겠다며 같이 투자하겠고고 했다. 처음 시작할 땐 6개월에서 1년 정도면 자금이 회수될 걸로 예상했다. 지나치게 순진한 생각이었다. 자금 회수가 잘 안 되기 시작했다. 여기저기서 주주들의 아우성이 빗발쳤다. 그 일로 마음고생이 심했다.

결국 암이 재발했다. 그들은 암이 재발했다고 해도 믿

  두 번의 암이지만 괜찮습니다

지 않았다. 그들에게는 사람보다 돈이 중요했다. 암 치료에 집중해야 하는데 계속 괴롭히니 스트레스가 심했다. 밤에 잠을 못 이루었다. 그럼에도 불구하고 천만다행, 임원들의 도움으로 해결했다. 10년 먹은 체증이 쑥 내려간 듯 가뿐했다. 금요일 오후처럼 편안하고 맑은 머리가 되었다. 투병 생활의 크나큰 걸림돌을 해결하고 나니 금방 암이 사라진 듯 기뻤다. 마음에 돌멩이를 달고 다닌 것처럼 억눌렸던 감정이 눈 녹듯 사라졌다.

암환자라면 본인의 발병 원인을 구체적으로 돌아보고 빠른 시일 내 해결해야 한다. 문제를 가슴에 안고는 치료가 불가능하다. 설령 항암 치료나 방사선 치료로 암이 없어졌다 해도 스트레스가 해소되지 않으면 말짱 도루묵이다. 가장 두려운 건 '재발'과 '전이'다. 문제의 원인을 제거하지 않으면 언제든 재발과 전이가 일어날 수 있다.

항암이나 방사선은 결과 치료일 뿐이다. 마음 치유가

우선되지 않으면 소용없다. 결과 치료보다 근원적 해결을 해야 한다. 그러기 위해선 억눌린 감정이 무엇인지 하나하나 꺼내봐야 한다. 감정을 꺼내 해결해야 한다. 혼자 하기 어렵다. 가족, 친구, 더 나아가서는 전문가의 상담을 통해서도 가능하다. 스스로 해결할 수 없을 땐 용기 내어 마음을 터놓고 얘기하라. 바로 해결이 안 되더라도 혼자 안고 있는 것보다 털어놓고 나면 마음의 안정을 찾게 된다. 마음이 안정되면 일상 생활이 편안해지면서 행복이 찾아온다. 행복하면 밤에 잠도 잘 온다. 자연치유력도 살아나 암은 저절로 치유된다.

  두 번의 암이지만 괜찮습니다

기적은 감사의 문으로 들어온다

생명에 대한 집착을 내려놓아라. 인생은 소풍이다. 소풍을 빨리 마치고 오라면 가고, 조금 더 즐기고 오라면 즐기다 간다는 마음으로 편하게 내려놓았다. 부여잡고 잘하려 할수록 자꾸 틀어질 뿐이다. 생명을 하늘에 맡겨라. 마음이 한없이 편해진다.

아이들도 커서 대학생이 되었고 남편이 있으니 내가 없어도 잘 살아갈 수 있겠구나 싶어 안심이 되었다. 원발암 때 아이들이 초등학생이던 시절에 비하면 재발암 때가 오히려 행복했다. 진심이다. 물론 살고 싶지 않다는 것은 아니다. 최선을 다하고 거기에 따른다는 뜻이다.

'하늘은 스스로 돕는 자를 돕는다.'

내가 최선을 다할 때 하늘도 기적을 내려준다. 매달리지 말고 하늘을 믿고 맡겼다. 또다른 경험을 하게 된다. 내마음을 그렇게 내려놓으니 늘 평온하고 감사한 일상이 되었다. 그렇게 살아가면 저절로 치유는 따라오게 된다. 마음을 비우기 위해서는 먼저 내 마음을 살펴야 한다. 내 마음속에 담고 있는 내용물이 무엇인가? 내용물을 하나하나 체크하며 살펴봐야 그다음 단계로 나아가 내려놓을 수 있다.

유방암 발병 전 나는 완벽하게 일을 해내고 있었다. 일은 적성에 맞았다. 매일의 성과가 눈에 보일 정도였다. 날마다 보람차고 성취감도 맛보는 일상이었다. 가족들도 다 무탈하고 행복했다. 은행원으로서 날마다 고객과 눈을 맞추고 고객 입장에서 생각했고, 고객 응대에 진심이었다.

　　　　두 번의 암이지만 괜찮습니다

그런데 증권가 펀드와 보험가 보험 업무가 은행으로 들어오기 시작했다. 취급하는 상품 수가 기하급수적으로 늘어났다. 수신 담당 책임자였던 나는 은행의 수신고를 다 도맡아 하며 펀드 상담을 주로 했다. 내가 맡은 펀드는 연일 매스컴에서도 다룰 정도로 성과가 좋았다. 그러니 상담 고객들이 줄을 이었다. 지점 성과는 눈이 부셨고 덕분에 수상의 영예도 돌아왔다. 차근차근 실적도 쌓고 경력을 쌓으면서 내 안의 꿈도 점점 커졌다. 점포장 승진을 꿈꾸며 날마다 희망에 찬 나날을 보냈다.

그러나 인생이란 그래프가 우상향만 있을 수 없다. 주식 시장도 꺾이기 시작했다. 미국에서 발생한 서브프라임 모기지 사태로 인해 상황이 요동치기 시작했다. 수익률이 반토막 나기 시작했다. 그때부터 고객들 상담에 진땀을 빼야 했다. 수익이 났어도 더 높은 수익률을 맛본지라 만족하지 못했다. 그렇게 고객 응대에 어려움을 맞이하면서 스트레스가 하나둘 쌓여갔다.

은행원의 특성상 시간을 다투며 생활해야 했다. 또 모든 업무가 돈하고 직결되다 보니 고도로 신경을 써야 했다. 사람을 상대하는 직업이다 보니 예민한 성격에 소화 장애가 있어 체하는 빈도가 늘어 갔다. 아침에 일어나도 피로가 덜 풀려 출근이 어렵게 느껴졌다. 지점에 출근하여 지점장님께 말씀드리니 갱년기라 그렇다며 본인 아내분도 여기저기 아프다고 했다. 힘든 몸을 회복하고자 기 치료를 받던 중 멍울이 만져지기에 이르렀다. 유방암이었던 것이다.

그때를 돌이켜보면 사적인 일보다 공을 우선시했고 직장에선 리더십을 발휘해서 앞에서 이끌었다. 건강에는 별 관심 없었다. 직장에 너무 치우쳤었다. 눈앞에 고지가 보이니 조금만 더 뛰면 되겠다 싶어 앞만 보며 달려갔다.

유방암 선고를 받고 사후 정리를 어찌해야 하나? 결혼은 늦게 해서 어린 딸들은 어찌해야 하나? 고민이 많

 두 번의 암이지만 괜찮습니다

으니 밤새 생각으로 기와집을 짓느라 불면증에 시달렸고, 몸은 땅속으로 기어 들어갔다.

**'눈앞에 고지가 보이더라도 판단을 잘해야 한다.
우선순위를 정해야 한다.'**

내 마음속을 천천히 들여다보며 집중하기 시작했다. 그동안 앞만 보고 직장에 충실했고, 어린 딸들 돌보며, 주부로서 집안일 알뜰히 하며 1인 3역을 성실히 해 왔는데 내 앞에 닥친 일을 어떻게 처리해야 하나?

'내가 있어야 가족이 있다.'

딸들도 내려놓고 남편도 내려놓고 직장은 물론 내려놓고…

**'그간 애썼다. 1인 3역에 얼마나 힘들었냐고?
그간 잘 살았다.'**

다독이며 하염없는 눈물로 나와 대화를 시작했다. 혼자서 산에 오르고 절에 가서 기도도 드리고 산책을 하면서 감사한 마음이 조금씩 올라왔다.

'살려고 발견한 거지?'
'그럼 난 틀림없이 이겨낼 거야.'

자기 확신을 하고 하나하나 생활습관도 고쳐 나가고 무엇보다 제일 중요한 마음을 치유하기 시작했다. 감사에 대한 책을 사서 날마다 읽으면서 하루에도 수천 번씩 감사라는 단어를 되새겼다.

어린 딸들을 보며 희망과 용기를 얻고 가족들의 진심 어린 응원과 직장 동료, 주변 지인들의 따뜻한 시선으로 금세 평상심 어린 마음에 안착했다. 누군가는 뜻하지 않는 질병으로 하늘이 무너지는 아픔을 겪고 있다. 참담한 마음으로 질병과 마주하고 있고, 마음을 내려놓지 못하고 집착에 매여 있다. 조금의 위로와 평안이 찾

두 번의 암이지만 괜찮습니다

아오길 희망하며 좀처럼 풀어놓지 못한 내 얘기를 풀어
놓는다.

'일체유심조一切唯心造'
'모든 것은 오직 마음이 지어낸다.'

-『화엄경(華嚴經)』

내가 좋아하는 『화엄경(華嚴經)』의 핵심 사상이다. 마
음을 비우고 긍정의 에너지, 감사의 에너지, 사랑의 에
너지로 무장하시길 빈다.

감사에 대한 책을 계속 읽고 내 몸에 감사의 에너지
를 장착하면 거대한 긍정 변화가 시작된다. 똑같은 상
황이라도 원망하지 않고 감사한다. 누구도 질책하지 않
고 칭찬한다. 뭐든 긍정적으로 변한다.

과거 완벽주의자였던 나는 동료 직원들과 일할 때 항
상 장점보다는 단점이 먼저 보였다. 그래서 칭찬보다는

질책을 먼저 했다. 그러나 감사 에너지를 장착하니 완전히 바뀌었다. 모든 직원들이 예뻐 보이고 그동안 보였던 단점은 보이지 않는다. 똑같은 사람인데도 말이다.

이 직원은 좀 느리지만 긍정적이라 좋고, 저 직원은 항상 웃고 다녀서 좋다. 따뜻한 인간미 장점만 보인다. 다시 돌아갈 직장이 있음에 감사하고, 밝은 직원들과 다시 일할 수 있어 감사하고, 늘 감사함의 연속이다. 재발 때도 그랬다. 암이 재발했음에도 불구하고, 전이는 없었다는 긍정적인 면에 감사할 뿐이었다.

어떤 어려운 상황에 처하더라도 긍정의 에너지, 감사의 에너지가 장착되면 무조건 뛰어넘을 수 있다. 내 마음 그릇을 감사로 채워라.

  두 번의 암이지만 괜찮습니다

1950년대 스코틀랜드의 한 항구에서 짐을 내린 뒤 포르투갈의 리스본으로 되돌아가는 포도주 운반선의 냉동 창고 속에 한 선원이 갇혀서 얼어 죽은 사건이 있었다. 냉동 창고 벽에는 그 선원이 죽어가면서 새겨 놓은 고통의 기록이 시간대별로 상세하게 적혀 있었다. 처음에는 냉기가 코와 발가락을 얼렸고 시간이 흘러가면서 언 부위는 점차 넓어지다가 급기야 온몸이 얼음덩어리로 굳어가며 의식을 잃어가는 과정이 생생하게 기록됐다.

배가 리스본에 도착한 후에 냉동 창고 안에서 동사한 선원과 함께 벽에 쓰인 고통의 기록을 발견해 그 내용을 읽어 내려가던 선장은 깜짝 놀랐다. 기록 때문이 아니었다. 냉동 창고 속의 온도가 상당히 높다는 것을 느꼈기 때문이다. 온도를 측정해 보니 영상 19도였다. 냉동 장치는 작동하지 않았던 것이다. 그런데 선원은 왜 얼어 죽었을까? 자기가 얼어 죽을 거라 '믿었기' 때문이다. 선원은 냉동실에서 몸이 점점 얼어서 죽을 수밖에 없다고 마음 속으로 생각했기 때문에 얼어 죽었던 것이다.

암 선고를 받았을 때도 마찬가지다. 냉동실에서 얼어 가고 있던 선원처럼 죽음의 공포에서 벗어나기 힘들다. 불안하고 두려운 마음이 올라온다. 평소에 긍정적이다 못해 초긍정이라는 얘기를 듣고 산 나도 부정적 생각을 피하기 어려웠다. 내 앞에 일어난 일들이 엄청난 고통이었기에 쉽게 부정적인 마음을 끊어 내기가 쉽지 않았다. 그러나 이럴 때일수록 부정적인 우물 속에서 빨리 빠져나와야 한다. 그 첫 번째가 마인드셋이다. 일단 마음의 환기가 절실하다. 암은 죽을 병이 절대 아니다. 혹 죽더라도 삶을 정리할 시간이 있다. 긍정적인 생각을 가져라. 생각해라.

'나는 살 수 있다!', '충분히 극복할 수 있다!'

그리고 행동해라!

매일 아침 확언을 시작했다. 전홍준 박사의 『비우고 낮추면 반드시 낫는다』에서 말씀하신 방법! '나는 다 나았다. 나는 영원히 온전케 되었다.'를 하루 100번씩 쓰고 되뇌며 100일 동안 했다. 확언의 힘은 신기하다. 부정적인 생각도 없어지고 다 나았다는 믿음과 온전케 되었다고 건강해진 모습을 상상하니 몸이 점차 건강해졌다. 긍정적인 마음의 변화가 몸을 변화시켰다.

성공하는 사람들의 공통적인 애기가 **'이미 성공한 것처럼 행동하라.'**라는 것인데 환우들에게도 맞는 얘기이다. 암 선고 시 죽을 병이라 생각할 때 눈앞이 하얘지고 입이 소태가 되어 한 모금도 넘길 수 없었다. 살 수 있겠다고 마음을 고쳐 먹으니 물도, 음식도 먹을 수 있었다. 다 마음먹기에 달렸다.

두 암환자가 있었다. 의사가 첫 번째 암환자에게 차트를 보며 '암이 온몸에 퍼져 3개월 정도 남았습니다. 댁에 가서서 가족들과 잘 지내세요.'라고 말했다. 다른 환자에겐 '몸에 아무것도 없습니다. 아주 깨끗합니다. 집에 돌아가십시오.'라고 말했다. 어떻게 되었을까? 3개월이 남았다는 이야기를 들은 환자분은 3개월도 못 채우고 운명하셨다. 두 번째 환자 분은 건강하게 잘 살고 있다. 그런데 놀라운 진실이 숨어있다. 실제로는 의사가 실수를 하여, 두 분의 차트가 바뀐 채로 고지되었다고 한다.

86세 노인 말기 암환자의 치유 사례도 있다. 전홍준 박사는 노인의 따님께 전화로 말씀하셨다고 한다.

'다 나았다고 믿게 하라, 영원히 온전케 됐다.'
'다 나은 사람처럼 생각하고 행동하라.'
"보생와사(步生臥死)' 걸으면 살고 누우면 죽으니,
걷게 하라.'

– 전홍준 박사

 두 번의 암이지만 괜찮습니다

물론 그렇게 말하면서도 사실 노인께서 연로하고 상태가 중하셔서 큰 기대는 없으셨다고 한다. 순전히 가족들을 위로하기 위해 한 말씀이었다. 그러나 기적이 일어났다. 10개월 뒤 따님이 선물을 들고 병원을 찾아온 것이다. 과정을 들어보니, '나는 다 나았다. 영원히 온전케 되었다.'라고 하루 몇천 번씩 되뇌고 그대로 믿고 행동했다고 한다. 걸을 수 없어 천정에 줄을 매어 붙잡고 방 안에서 걷기를 계속했다 한다.

이렇듯 우리의 생각과 마음 상태에 따라 죽을 사람도 건강하게 사는가 하면, 살 사람도 힘없이 죽어간다. 앞의 사례에서 보듯이 우리의 마음과 생각이 육체를 지배한다. 차트가 바뀐 두 환자는 운명이 왜 바뀌었을까? 의사 말을 믿고 그렇게 생각하기로 마음먹었기 때문이다. 생각과 마음이 육체를 지배한다는 사실이 놀랍지 않은가?

86세 말기 암 노인의 경우 또한 마찬가지이다. 강한 의지와 다 나았다는 믿음이 실제 결과를 만들어 냈다.

병을 보지 않고 영원히 온전케 되었다는 건강한 상태의
마음을 가짐으로써 기적이 일어났다. 암을 그대로 받아
들이고 마주하며 수용했다. 다 나았다고 믿고서, 병을
보지 않았다. 건강해진 상태를 봤다. 기적이 일어났다.
아무리 어려운 상황이더라도 긍정적인 마음으로 마주
하고 수용할 때 마음의 변화가 몸의 변화를 만든다. 우
리 암 환우들이 명심하고 실천할 자세이다. 오늘도 살
아 있음에 감사하다.

두 번의 암이지만 괜찮습니다

방하착(放下着). 마음을 내려놓으라는 뜻이다. 왜 내려놓아야 할까? 들고 있으면 무겁고 힘들기 때문이다, 마음에서 내려놓아야 할 가장 무거운 짐은 바로 '집착'이다. 인간은 누구나 크고 작은 욕망과 욕심을 품고 산다.

목표를 정해 꾸준히 노력하는 '욕망'은 우리를 앞으로 나아가게 하는 건강한 원동력이지만, 자신의 그릇을 헤아리지 못하고 한꺼번에 큰 성과를 탐하는 '욕심'은 결국 무거운 집착으로 이어진다.

우리가 살면서 가장 크게 집착을 경험하는 대상 중 하나가 바로 자식이다. 항간에 떠도는 씁쓸하고도 재미 있는 '우유 이야기'가 있다. 부모는 아이가 태어나면 천재로 키우겠다며 '아인슈타인 우유'를 먹인다. 그러다 아기 때 천재는 아니라는 걸 깨닫고 '서울우유(서울대)'를 먹인다. 커갈수록 현실을 인식하며 '연세우유(연세대)'로, 결국엔 그마저도 아님을 아프게 인정하며 '건국우유(건국대)'로 바꾼다. 나중엔 수도권이라도 가길 바라며 '삼육우유'를 먹이다가, 마지막엔 뼈저리게 현실을 수용하며 평범하고 건강하게만 자라달라고 '저지방 우유'로 바꾼다는 웃지 못할 에피소드다.

부모라면 누구나 이 이야기에 고개를 끄덕일 것이다. 자식을 키우는 일뿐만 아니라, 우리 삶에서 일어나는 모든 문제의 원리도 이와 똑같다. '조금만 더, 조금만 더' 하며 움켜쥐려 할수록 고통은 커진다. 돈에 집착하면 돈이 도망가고, 자식에게 안달복달하면 자식은 내 마음처럼 움직여주지 않는다. 집착을 내려놓아야 비로소 마음이 가벼워진다.

     두 번의 암이지만 괜찮습니다

그렇다면 가장 버리기 힘든 집착은 무엇일까? 바로 '생명'에 대한 집착이다. 암이라는 불청객이 찾아오면, 누구나 죽음의 두려움에 떨며 살려고 몸부림친다. 생명을 놓치게 될까 봐 노심초사하는 것은 인간의 당연한 본능이다. 하지만 뜻하지 않게 다가온 죽음의 그림자 앞에서는 그동안 아옹다옹했던 일들이 가을에 쓸쓸히 뒹구는 낙엽처럼 덧없게 느껴진다. 암과의 사투가 치열해질수록 생명에 더욱 집착하게 되지만, 역설적이게도 그 집착이 부정적인 감정을 불러일으키고 내 몸을 더 무겁게 짓누른다.

나 역시 두 번의 암을 겪으며 이 '내려놓음'을 뼈저리게 배웠다. 첫 번째 원발암 때는 어린 딸들을 남겨두고 갈 수 없다는 생각에 눈물로 밤을 지새웠지만, 12년 후 재발암 선고를 받았을 때는 오히려 마음이 담담했다. 아이들이 어엿한 대학생이 되었으니 내가 없어도 남편과 잘 살아갈 수 있겠구나 싶어 안심이 되었다. 생명에 대한 집착을 하늘에 맡기며 내려놓았기 때문이다. 생명

을 순리에 맡기고 하루하루 주어진 오늘을 살아가다 보
니, 어느새 고요하고 안정된 평안이 찾아왔다.

불안하고 두려웠던 마음을 내려놓고 "다 잘될 것이
다."라고 믿는 순간, 우리 몸과 마음은 비로소 치유를
시작한다. 나에게 찾아온 암은, 그간 수차례 몸이 보낸
경고에도 반응하지 않고 앞만 보고 달리던 나에게 마지
막 경고를 주기 위해 찾아온 '귀한 친구'였다. 더 이상은
무리하지 말고, 잠시 멈춰 서서 스스로를 돌보아 주라
고 보내온 우주와 자연의 신호였던 것이다.

마음을 비우고 내려놓는 것이 하루아침에 되지는 않
는다. 쉽지 않겠지만, 삶 속에서 일어나는 모든 사건과
내 몸의 병증에서 나를 한 걸음 떼어내어 '관찰자'의 입
장이 되어보자. 한 발 뒤에서 객관적이고 따뜻한 시선
으로 나를 바라보면, 그토록 거대해 보이던 두려움과
어려움도 스르르 눈 녹듯 사라진다. 지금 나의 상황을
있는 그대로 인정하고 수용하자. 집착을 내려놓고 편안

　　　　　두 번의 암이지만 괜찮습니다

해진 당신의 마음이, 암이라는 친구를 안심시켜 자연스
럽게 떠나보내게 될 것이다.

수신제가 치국평천하

"수신제가 치국평천하." 유교 경전 『대학』에 담긴 이 말은 삶의 본질을 간결하면서도 깊이 있게 일깨워 준다. 모든 것은 나로부터 시작된다는 사실이다. 몸과 마음을 닦는 '수신'이 먼저이고, 그 바탕 위에 가정을 다스리는 '제가'가 선다. 더 나아가 사회와 나라를 평안하게 하는 '치국', 그리고 온 세상을 평화롭게 하는 '평천하'로 이어진다. 이 흐름은 거창한 이론이 아니라, 우리가 매일 살아가는 일상 속에서 실천해야 할 삶의 방향이다.

그동안 수많은 역할 속에서 살아왔다. 엄마로, 아내로, 딸로, 며느리로 살아가며 책임을 다해왔다. 그 역할들은 분명 소중하고 의미 있었지만, 어느 순간 '나'라는

두 번의 암이지만 괜찮습니다

존재는 뒤로 밀려나 있었다. 이제는 질문을 던져 본다. 지금 나로 살고 있는가. 돌보고 있는가. 사랑하고 있는가. 나를 먼저 돌보는 일은 결코 이기적인 선택이 아니다. 오히려 가장 근본적인 책임이다.

지치고 아파서 무너지면, 결국 가정도 함께 흔들리기 시작한다. 내가 행복해야 가정이 따뜻해지고, 안정되어야 관계도 건강해진다. 지금 이 순간부터는 나를 삶의 중심에 두어야 한다. 나의 감정, 나의 몸, 나의 마음의 소리를 외면하지 않고 귀 기울여야 한다.

그동안 마음속에 쌓아두었던 미안함과 죄책감도 조금씩 내려놓아야 한다. 가족에게 상처를 주었을지도 모른다는 생각, 더 잘하지 못했다는 후회는 더 단단하게 만드는 배움으로 남긴다. 더 이상 나를 붙잡는 짐이 되지 않도록 흘려보내야 한다.

대신 나를 사랑하는 시간으로 채워야 한다. 이해하

고, 안아주고, 격려하는 시간이다. 마음이 이끄는 대로 살아보는 용기도 필요하다. 하고 싶은 것을 하고, 가고 싶은 곳으로 떠나고, 먹고 싶은 것을 즐기며, 나의 삶을 1순위에 두는 연습이다. 처음에는 낯설고 어색할 수 있지만, 그것이야말로 진짜 나를 회복하는 길이다. 의식이 바뀌면 행동이 바뀌고, 행동이 바뀌면 삶의 방향이 달라진다.

자연 속으로 들어가는 시간은 큰 치유가 된다. 산속의 고요함, 맑은 공기, 바람과 햇살은 지친 마음을 부드럽게 풀어준다. 잠시 모든 것을 내려놓고 자연과 하나가 되어보면, 복잡했던 생각들이 정리된다. 마음 깊은 곳에서 평온이 올라온다. 한 달 살기처럼 낯선 공간에서의 시간도 나를 새롭게 바라보게 된다.

그곳에서는 역할이 아닌 '존재'로서의 나를 만난다. 그렇게 온전히 채우고 나면, 신기하게도 다시 가족을 바라볼 여유가 생긴다. 억지로가 아니라 자연스럽게,

　　　　　　　두 번의 암이지만 괜찮습니다

감사한 마음이 올라온다. 남편에게, 딸에게, 함께 시간을 견뎌낸 모든 순간에 대해 고마움이 스며든다. 각자의 자리에서 최선을 다해왔음을 이해하게 되고, 서로의 부족함도 품을 수 있는 여유로운 마음이 생긴다.

삶에는 언제나 문제가 생긴다. 크고 작음의 차이만 있을 뿐, 문제없는 삶은 없다. 하지만 중요한 것은 그 문제를 대하는 우리의 태도다. 시간은 걸리겠지만 결국 많은 일들은 해결된다. 비가 내린 뒤 땅이 더 단단해지듯, 어려움을 함께 겪고 나면 우리는 더 깊어지고 강해진다. 그 과정 속에서 쌓이는 내공이 삶의 힘이 된다.

이제는 나의 건강을 스스로 지키는 것에 집중해야 한다. 몸의 건강뿐 아니라 마음의 건강도 함께 돌보아야 한다. 가족 각자도 자신의 삶을 책임질 수 있도록 응원하고 지켜보는 지혜가 필요하다. 서로를 붙잡기보다, 각자가 자신의 삶을 살아갈 수 있도록 지지하는 것이 진정한 사랑이라 생각한다.

개인이 건강하고 행복할 때, 그 에너지는 자연스럽게 가정으로 확장된다. 화목한 가정이 모이면 따뜻한 사회가 만들어지고, 건강한 사회는 결국 안정된 국가로 이어진다. 그 시작점은 언제나 한 사람, 바로 '나'다. 이제는 밖으로 향했던 시선을 거두고 내면으로 향해야 할 때다. 내 마음을 들여다보고, 삶을 스스로 선택하며, 나답게 살아가는 것. 그 과정 속에서 사랑과 행복은 자연스럽게 차오른다.

나를 먼저 사랑하는 삶은 결코 나만을 위한 길이 아니다. 가정을 살리고 관계를 회복하며 더 나아가 세상을 따뜻하게 만드는 길이다. 나를 돌보는 하루하루가 쌓여, 결국 가정과 사회, 나아가 더 큰 세계로 이어진다. 오늘도 나는 나를 선택한다. 아끼고, 지키고, 사랑하는 삶을 선택한다. 그것이 가장 단순하지만 가장 강력한 변화의 시작이기 때문이다.

 두 번의 암이지만 괜찮습니다

흔들려도 무너지지 않는 힘

험한 세상을 살아가며 적응력을 키우는 것은 누구에게나 절실한 과제다. 인간은 본래 환경에 적응하는 동물이라지만, 같은 어려움을 겪어도 어떤 이는 무난히 건너가고, 어떤 이는 하늘이 무너지는 듯한 아픔으로 깊이 좌절한다. 흔히 어른들이 **"산전수전 공중전까지 다 겪고 나니 이제 무서울 게 없다."**라고 하신다. 지나고 보니 내 삶에도 참 크고 작은 어려움이 많았다. 그리고 그 숱한 어려움 중에서도 단연코 나를 가장 밑바닥까지 끌어내렸던 것은 생명의 위협을 주는 '암'이라는 고통이었다.

하지만 두 번의 암을 겪고, 심연과도 같은 죽음의 문턱을 넘나들고 나니 신기하게도 정말 무서울 게 없어졌다. 내 목숨을 앗아갈지도 모른다는 죽음의 공포마저 내려놓게 되니, 세상을 살아가면서 겪는 웬만한 크고 작은 어려움은 그저 헛웃음 한 번 짓고 넘길 수 있었다.

물론 나 역시 모든 것을 초월한 성인군자는 아니다. 때때로 일상 속에서 감정의 기복을 겪고 화가 날 때도 있다. 하지만 예전처럼 작은 일에 하늘이 무너지는 듯한 절망감에 휩싸이거나 크게 요동치지는 않는다. 죽을 고비를 몇 번 넘기다 보니, 세상을 바라보는 시야가 넓어지고 내면이 한층 편안해진 탓이다.

"나를 죽이지 못하는 것은 나를 더 강하게 만든다." 서양 철학자 니체의 이 명언은 내 삶을 관통하는 진리가 되었다. 너무나 깊이 공감하는 말이다. 두 번의 암은 결국 나를 죽이지 못했고, 살아남은 나를 그 이전보다 훨씬 더 강하고 단단한 사람으로 재탄생시켰다.

내 앞에 거대한 문제가 닥쳐와도 쉽게 굴하거나 두려

     두 번의 암이지만 괜찮습니다

워하지 않는다. 내 앞에 닥친 문제들을 바라보며 불평하고 원망하기보다 "이 문제는 도대체 나에게 어떤 깨달음을 주려고 찾아왔을까?" 하고 스스로에게 먼저 묻게 된다. 상황을 있는 그대로 인정하고 받아들이고 나면, 문제의 본질을 직시하고 해결할 수 있는 지혜가 생겨난다.

부모 입장에서 투병 중 제일 마음이 쓰였던 것은 역시나 자식이다. 어린 두 딸에게 한 번도 아니고 두 번씩이나 청천벽력 같은 상처를 안겨주었다는 사실은 내 뼈를 깎는 듯한 미안함이자 고통이었다. 하지만 놀랍게도, 나에게 닥친 시련은 나의 마음만 단단하게 만든 것이 아니었다. 이 혹독한 시간은 나의 사랑하는 남편과 두 딸에게도 똑같이 깊은 깨달음과 성장을 안겨주었다. 큰 어려움을 피하지 않고 정면으로 맞서 함께 겪어내고 나면, 반드시 그에 상응하는 거대한 보상이 뒤따른다는 것을 우리 가족은 온몸으로 배웠다.

나는 장성한 두 딸에게 기회가 될 때마다 늘 당부하는 말이 있다. 바로 "항상 마음 그릇을 크게 키우고, 마음 근육을 단단히 다지라"라는 것이다. 우리가 평소에 내 앞에 닥친 문제들을 스스로 부딪치고 해결하면서 내 '마음 그릇'의 크기를 10으로 넉넉하게 키워 놓았다고 가정해 보자. 그러면 살면서 크기 5짜리 시련이 닥쳐와도 그릇 안에 여유롭게 담아내며 끄떡없이 버틸 수 있다.

하지만 내 마음 그릇의 크기가 고작 3밖에 되지 않는다면 어떻게 될까? 크기 5짜리 문제가 던져지는 순간, 그릇은 넘쳐 깨져버리고 세상은 산산조각 나는 듯한 끔찍한 고통을 겪게 된다. 우리가 평소에 의식적으로 마음 그릇을 키워야 하는 절대적인 이유다.

마음 그릇이 시련을 수용하는 '크기'를 의미한다면, 마음 근육은 어떤 충격에도 무너지지 않는 '단단함'을 뜻한다. 육체의 근육이 무거운 기구를 들고 근섬유가 찢어지는 고통을 겪은 후 회복하며 커지듯, 마음 근육

　　　　두 번의 암이지만 괜찮습니다

역시 수많은 어려움과 상처를 견뎌내고 스스로 치유하는 과정에서 비로소 단단해진다. 비 온 뒤에 땅이 굳는 것과 똑같은 이치다.

투병과 잘못된 투자로 인해 집안의 경제 사정이 어려워졌을 때, 두 딸은 불평 한마디 없이 스스로 아르바이트를 하며 자신의 앞길을 씩씩하게 헤쳐 나갔다. 그 작은 체구로 세상의 거친 파도와 부딪히며 성장해 나가는 아이들을 볼 때면 가슴 한편이 아리면서도 무척이나 대견했다. 엄마의 투병과 집안의 위기가 아이들에게는 세상 그 어떤 학교에서도 가르쳐주지 않는 거대한 '인생 공부'의 환경을 제공한 셈이다.

'넘어지면 돌멩이라도 하나 줍고 일어난다.'라는 말이 있다. 이 세상에 고통 없이 그냥 얻어지는 것은 단 하나도 없다. 그만큼 혹독한 수업료를 지불해야만, 그에 걸맞은 값진 인생의 보상도 따라오는 법이다. 오늘의 아픔과 눈물겨운 어려움은 나와 우리 가족에게 더 없는 기회였다. 서로의 마음 그릇을 한없이 넓히고, 세상 풍파에 흔들리지 않을 강인한 마음 근육을 키울 수 있는 가장 완벽한 기회 말이다.

세상만사 어떤 문제든 바라보는 시선에 따라 얻는 것이 확연히 달라진다. 지금 당장 뼈아픈 암과 싸우며 캄캄한 터널을 지나고 있는 환우들과 가족들에게 감히 위로와 희망의 말을 전하고 싶다. 지금 겪고 있는 이 지독한 고통의 시간이, 먼 훗날 당신과 당신의 가족을 그 어떤 위기 앞에서도 든든하게 지켜낼 것이라고. '마음의 면역력'과 '강력한 경쟁력'을 키우는 최고의 기회가 되었음을 벅차게 깨닫는 날이 반드시 올 것이라고. 그러니 부디 무너지지 말고, 오늘 하루치 마음 그릇을 조금만 더 넓혀보자.

     두 번의 암이지만 괜찮습니다

4장

자연치유,
어떻게 하나?

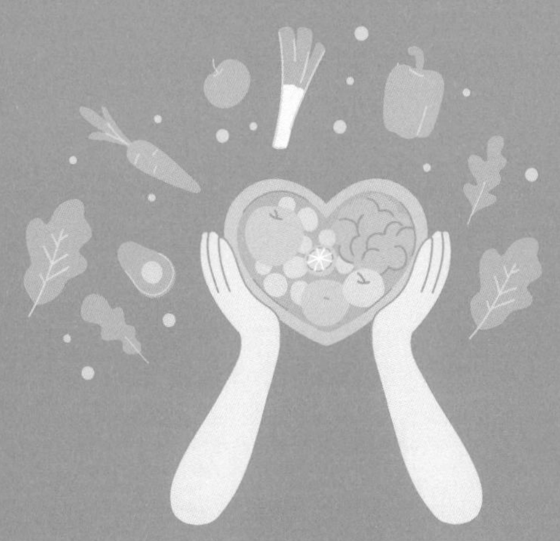

비워야 산다: 3일 단식의 기적

자연치유, 식이요법이 빠질 수 없다. 의학의 거성 히포크라테스는 이렇게 말했다.

음식으로 치유할 수 없는 병은 약으로도 치유할 수 없다.

– 히포크라테스

식이요법 중 첫번째는 독소 배출(발암 물질을 비롯한 유해 물질)이다. 독소 배출, 그 방법은 식이요법이다.

첫째, 식이요법 중 으뜸은 단식이다. 치유 과정에서 5일간 건단식을 하고, 3개월간 과일 단식을 했다. 효과는 대만족이다. 얼음장같이 차가웠던 아랫배가 따뜻해졌다. 소화가 힘들었는데 편안해졌다. 커가던 암이 비활동이 되었다. 몸속 노폐물과 독소 배출로 자연치유력이 살아났다.

배가 고프다는 신호가 올 때, 우리는 어떤 선택을 하는가? 꼬르륵 소리가 들리면 곧장 냉장고 문을 열고 손에 잡히는 것을 먹는가, 아니면 잠시 물 한 잔을 마시고 몸의 반응을 지켜보는가? 나는 후자의 삶을 택한다. 몸이 진짜로 음식이 고픈지, 아니면 단지 물이 고픈 건지를 구분하는 것. 물을 마셨는데 배고픔이 사라진다면, 그것은 허기가 아니라 수분 결핍에서 오는 착각일 뿐이다.

우리 몸은 매 순간 신호를 보내고 있다. 갈증, 피로, 통증, 소화 불량. 이 모든 것이 몸의 언어다. 하지만 우리는 그 신호를 무시하고, 습관처럼 먹고, 무심코 넘기고 만다. 결국 몸이 병들고 나서야 '왜 그랬을까' 되묻게 된다.

광주 통합 의원을 운영하는 전홍준 박사님 강의가 기

억난다. 15년 전쯤 들은 이야기지만 지금도 생생하다.

비우고 낮추면 낫는다.

– 전홍준 박사

즉, '덜 먹고 겸손하면 낫는다'라는 뜻이다. 박사님은 환자가 오면 일단 일주일 굶고 오라고 했다고 한다. 그 중 3분의 2는 다시 오지 않는다고. 굶는 것만으로도 치유가 되는 경우가 많다는 이야기다.

치유한 이후에도 독소를 배출하기 위해서 단식을 주기적으로 한다. 일상생활 중에는 물 없는 단식보다 물만 먹는 단식을 한다. 건단식을 해본 나로서는 물먹는 단식은 식은 죽 먹기다. 하루 세 끼씩 먹다 보면 단식의 필요성이 느껴진다. 최근에도 한 달에 한 번 3일 단식을 실행한다. 3일간 장기를 쉬어주니 뱃속에서 심한 배고픔을 느낀다. 그동안 뭉쳐있던 배도 많이 풀린다. 복원 수술로 배와 등이 늘 뭉쳐있다. 한 번씩 단식을 통해 독소 배출도 하고 비워준다.

　단식을 하면 눈이 맑아진다. 마음도 평화롭고 고요하다. 힘은 조금 없지만 걷고 나면 힘이 솟는다. 단식을 할 때는 몸속에 남아있는 에너지를 다 태워야 한다. 햇볕 있을 때 걷는 게 중요하다. 파란 하늘을 보며 차가운 바람을 맞으며 걷는 발걸음은 날아간다. 그만큼 몸이 가볍다.

　단식 기간에는 냄새에도 민감하다. 몸이 맑아져 제대로 느낌이 온다. 물은 레몬수가 좋다. 생수도 좋다. 나는 음양수에 꿀 한 숟가락과 물죽염 반 숟가락을 타서 때에 맞춰 마셨다. 부족하면 식간에도 마셨다. 운동 후에도 마셨다. 하루에 머그잔 5잔 정도 마셨다. 배고픔도 그리 많지는 않다. 물을 먹기 때문에 갈증도 없다. 에너지도 좋다. 염도도 맞춰져서 어지럼증도 없다. 독소 배출의 으뜸인 단식을 통해 몸과 마음을 비우고 건강한 영육을 만들어 활기찬 일상을 만들어간다.

단식 후에는 보식이 중요하다. 보식은 과일식으로 단식 기간만큼 한다. 과일식과 히포크라테스 스프를 병행해도 좋다. 벌써부터 보식 첫날 먹게 될 사과 맛이 기대된다. 단식 후 첫날 첫 과일은 세상에서 처음 맛보는 그런 과일 맛이다. 그동안 단련되어 하고 싶고 필요하다 느낄 때는 망설임 없이 실행한다. 모든 장기가 휴식을 주면 편안해지고 원상복구된다. 우리 몸의 자연치유력이다. 단식의 효과를 제대로 체험한 1인이다. 제일 빠른 독소 배출법이며, 몸속 질병을 내보내는 훌륭한 요법이다. 오늘도 건강한 영육을 위해 한걸음 내딛는다.

흔히들 적정 체중에 민감하다. 우리 환우들도 살이 빠지면 걱정을 한다. 단식을 하면 살이 빠져서 어떡하냐, 걱정하는 사람들이 있다. 우리 남편도 단식을 한다고 하면 성화다. 그러나 살이 빠져도 괜찮다. 중요한 건 에너지다. 컨디션은 좋은지? 기운이 있는지? 그것에만 신경 써라. 살이 많다는 것은 오히려 독소가 많다는 것이다. 보기는 좋으나 몸속 노폐물이 많다고 보면 된다.

　　　　　　　두 번의 암이지만 괜찮습니다

자연치유와 식이요법을 꾸준히 실천하고 있는 나에겐 철칙이 있다. 몸무게는 신경 쓰지 않는다. 소화가 잘 되고 배설이 원활하며 숙면을 취하면 그만이다. 그야말로 잘 먹고, 잘 싸고, 잘 자면 면역력도 올라가고 몸에 문제가 없다. 몸무게 빠진 것에 급급해 신경 쓰다 보면 엉뚱한 데서 원인을 찾게 된다.

옛날 우리의 식단은 거의 채소 반찬으로 이루어졌으며, 고기는 한 달에 한 번 정도만 먹을 수 있었다. 어려운 집안에서는 명절이나 생일 같은 특별한 날에만 고기를 먹었다. 생선도 고등어 자반이나 명태 정도고 자주 먹지도 못했다. 그 시절에는 비만 인구가 지금처럼 많지 않았고, 암, 당뇨, 혈관 질환 등의 질병도 심하지 않았다.

하지만 현대 사회는 정보의 홍수로 우리의 뇌 건강을 위협하고, 과도한 음식 섭취로 인해 비만 인구가 증가하면서 건강에 적신호가 켜졌다. 스스로 절제하고 건강을 챙기지 않으면, 정신 건강과 육체 건강을 모두 잃고 방황하게 된다. 한 달에 단 3일! 면역 시스템을 일깨워 건강한 몸과 정신을 만들어보자. 나도 한 달에 3일은 꼭 단식을 한다.

단식의 정의는 '일정 기간 동안 의식적으로 음식을 먹지 아니함'이다. 즉, 음식을 섭취하지 않음으로써 몸에 축적된 당과 지방을 연소시키는 것이다. 단식의 효과는 실로 놀랍다. 연구에 따르면, 우리의 면역 시스템은 단 3일 만의 단식으로 완전히 새롭게 재생될 수 있다.

바쁜 일상 속 과로를 하다 보면 몸이 망가진다. 휴식을 통해 새 에너지를 불어넣어야 한다. 즉, 내 몸도 휴식이 필요한 것처럼, 장기도 필요하다. 현대인은 하루 세 끼를 챙겨 먹으며 한순간도 쉬지 않는다. 심지어 과식까지 해대니, 장기가 성할 날이 없다.

그래서 단식이 필요하다. 단식은 면역 시스템을 깨우

　　　　　두 번의 암이지만 괜찮습니다

는 시간이다. 3일 단식을 하면 몸속의 노폐물이 연소되고 깨끗이 정화된다. 그 자리에 새로운 면역 시스템과 새로운 세포가 자리 잡는다. 많은 사람들이 단식을 어렵게 생각하지만, 처음만 그렇다. 자주 하면 쉽다. 특히 물을 마시며 하는 단식은 충분히 참을 만하다. 한 번도 단식을 해보지 않은 사람이라면, 이번 기회에 꼭 도전해 보길 추천한다.

건강한 육체에 건강한 정신이 깃든다.

- 로마 시인 유베날리스

물론 단식을 해서는 안 되는 사람도 있다. 특정 질병이 있거나 처방된 약을 복용 중인 경우에는, 단식 전에 반드시 담당 의사와 상담해야 한다. 나보다 내 몸을 잘 아는 사람은 없다. 스스로의 건강은 스스로 지켜라.

단식을 하라고 하면 대부분 겁을 낸다. 나도 처음에는 그랬다. 아무것도 먹지 않고 이틀, 삼 일을 보낸다는 게 과연 가능한 일인가 싶었다. 그러나 몸이 아프고 마음이 간절해지면 해보지 못할 일이 없다. 도전했기 때문에 지금의 내 건강이 있는 것이다. 단식을 했기에 경험했고 그 경험은 내 안에 살아 숨쉰다.

경험은 가장 값진 자산이다. 늘 말한다. 단식이든 뭐든 겪어본 자만이 그 가치를 알 수 있다. '겪어봐야 안다.' 단식을 해본 사람만이 단식의 소중함을 안다. 아무리 우리 몸에 이로운 석문호흡이라도 해본 사람만이 기운이 돌아오는 걸 느낄 수 있다. 그냥 들은 이야기로는 뭐든 그 효험을 체감할 수가 없다.

생각은 누구나 한다. 하지만 실행이 차이를 만든다.

단식을 하고 싶다면, 생각만 하지 말고 실행하라. 처음은 어렵지만 두 번째는 훨씬 쉽다. 세 번째는 자연스럽다. 나도 그랬다. 단식은 음식만 멈추는 게 아니다. 생각도, 걱정도, 집착도 잠시 멈추는 시간이다. 물 한

 두 번의 암이지만 괜찮습니다

잔을 마시며 진짜 배고픔인지, 습관인지 되묻는 시간이다. 몸의 신호를 듣는 훈련이다. 그게 바로 자연치유다. 단식은 몸의 언어를 다시 배우는 과정이다.

3일 단식, 처음엔 어렵지만 반드시 해 볼 만한 가치가 있다. 단식 후 먹는 첫 사과는 세상에서 가장 달콤한 사과다. 한 달에 단 3일, 몸에게 휴가를 주자. 처음이 두렵다면 나처럼 하루부터 시작해도 좋다. 하루 단식, 하루 맨발 걷기, 하루 물 마시기부터 해보자. 조금씩 루틴으로 만들다 보면 어느새 그것이 내 삶이 된다. 그리고 그 삶이 내 건강을 지켜준다. 해보면 안다. 경험이란 어떤 것이든 값지다.

식이요법 둘째는 레몬 디톡스다. 레몬수를 만들어 하루 1L씩 꾸준히 마셔라. 또는 레몬 꿀청을 만들어 차로 마시거나 물에 타 먹어도 좋다. 디톡스가 제대로 된다. 꾸준히 마시는 게 중요하다. 레몬의 효능은 너무나 많다. 그중에서도 디톡스로 제일인 과일이다.

레몬 꿀청 만들기 가이드

1. 제주산 무농약 레몬을 구입한 후 첫 번째로 베이킹 소다에 30분쯤 담가 놓는다.

2. 굵은소금으로 빡빡 문질러 깨끗이 씻는다.

3. 뜨거운 물에 20초 정도 살짝 굴려 마지막 껍질에
   붙은 불순물을 제거한다. 물기를 완전히 제거한다.

4. 믹서에 분쇄하기 좋게 잘게 자른다.

5. 썰어놓은 레몬을 믹서기에 넣고 부드럽게 간다.

6. 갈아놓은 레몬즙에 꿀을 넣어 레몬 꿀청을 완성한
   다. 완성된 레몬 꿀청을 냉장고에 보관하여 숙성
   시킨다.

레몬수 만들기 가이드

1. 베이킹소다와 식초 물에 30분간 담가놓는다.

2. 빡빡 문질러 씻은 후 굵은소금으로 표면을 돌려가
   며 한 번 더 씻어준다.

3. 끓는 물에 20초 정도 굴려준다.

4. 채반에 받쳐 물기를 제거한다.

5. 레몬을 갈기 좋게 썰고 씨를 제거 후 믹서에 물 1/2컵을 넣고 곱게 간다.

6. 투명팩에 넣어 냉동 보관하고 필요시 냉장으로 꺼내 며칠 동안 소진한다.

7. 생수 1L에 레몬즙을 본인 기호에 맞게 넣어 상시 음용한다. 위가 좋지 않은 분은 적은 양으로 시작하여 점차 레몬 양을 늘려 나간다.

식이요법 셋째는 면역식이다. 암 환우들은 대부분 소화 장애를 갖고 있다. 이 때문에 흡수가 제대로 안 되어 영양 공급이 부족하다. 아무리 몸에 좋은 음식을 먹어도 흡수가 안 되면 소용이 없다.

 두 번의 암이지만 괜찮습니다

　면역에 도움도 되고 흡수에도 도움이 되는 스프 형태
가 좋다. 히포크라테스 스프, 클렌징 스프, 각종 항암
스프가 있다. 스프 형태로 섭취하면 위에 부담이 없고,
흡수율도 높여 영양의 균형을 이룬다.

　흡수에 문제가 없는 환우라면 제철 채소 과일식을 권
한다. 제철에 충분한 양분을 먹고 자란 채소와 과일엔
천연 효소가 들어있다. 소화에도 문제가 없고 영양소도
고루 섭취할 수 있어 면역력을 높일 수 있다.

히포크라테스 스프 만들기

1. 재료 구입

감자 400g (중간 크기 3개)

토마토 680g (중간 크기 3개)

당근 300g (중간 크기 1개)

양파 300g (중간 크기 2개)

샐러리 줄기 200g (줄기 2대)

마늘 6~7개

대파 150g (2대)

파슬리 40g (건파슬리 1티스푼)

물 1L

2. 재료 손질

필요한 재료를 자연드림에서 구입하여 깨끗하게 세
척 후 손질을 시작한다. 가급적 껍질째 하면 좋다.
깨끗이 손질된 야채는 잘게 자른다. 마늘 양파 대파
는 먼저 손질하여 15분간 둔다. 나머지 재료도 손질을
마무리한다.

3. 스프 만들기

잘게 자른 재료를 스텐 냄비에 넣고 물 1L를 붓는다.
센불로 시작하여 끓기 시작하면 약불(90도 이하)로 낮춘다.

 두 번의 암이지만 괜찮습니다

1시간 뒤 열면 물이 반쯤 줄어들어 있다. 불을 끄고 식힌 다음, 따뜻할 때 믹서로 간다.

4. 스프 보관 방법

소분해서 냉장고에 보관한 뒤 3일 정도 먹는다. 건강에 좋고 영양 만점인 히포크라테스 스프, 번거롭지만 어려운 것은 없다.

식이요법 넷째는 물 섭취 방법이다. 이 또한 중요하다. 아침에 일어나면 양치하고 음양수 한 잔을 마신다. 밤새 쉬어 있던 장기를 깨우는 것이다. 밥 먹을 때 물을 많이 먹는 것은 불타고 있는 장작더미에 물을 끼얹는 격이다. 위에서 효소로 소화를 시키고 있는데 소화 효소를 희석시켜 소화를 방해하게 된다. 따라서 '밥 따로 물 따로'를 실천한다. 식전 한 시간 전까지 물을 마시고 식사 후 2시간 후부터 물을 마시는 식사법이다. 과일도 식후보다 식전 30분이나 식간에 먹어야 한다.

덜 쌓이게 하는 것이 최고의 해독이다

몸에 쌓인 독소, 배출도 중요하지만 미리 원천 차단할 수 있다면 더 좋다. 독소를 미리 흡수하지 않는 것이다. 우리 몸은 대소변, 땀, 혈액 순환, 간의 해독 기능 등으로 쉴 새 없이 해독한다. 그러나 안타깝게도 매일 마시는 공기와 물, 음식물, 신체 접촉 등을 통해 화학 물질. 자연 상태의 독성 물질, 소화 흡수되고 남은 노폐물, 그리고 대사 과정에서 생성되는 산화물 등이 매일 쌓여 해를 끼친다.

동물 실험에서 증명된 발암 물질의 수는 약 1,500종으로 외인성 발암 물질의 90%이상이 화학 물질로 밝혀졌다. 외인성 발암 물질은 벤조피렌, 아플라톡신, 니트로사민, 나

프틸아민 등이 있다. 현대에 와서 암 발생율이 증가한 가장 큰 이유는 이들 화학 물질의 사용이 늘어나서이다. 동물 실험을 통해 밝혀진 발암 물질은 빙산의 일각이다.

독소 배출에 앞서 선행해야 하는 게 있다. 독소를 흡수하지 않아야 한다. 여러 경로를 통해 발암 물질이 몸으로 들어온다. 그 중 음식물이 차지하는 비율이 제일 크다. 음식물 중 가장 큰 문제는 **농약 성분과 제초제**이다. 제초제는 몇 년이 지나도 땅에 고스란히 남는다. 최소 3년 동안 묵혀야 유기농 인증을 받을 수 있을 정도다. 땅이 해독되어야 한다.

다음은 **살충제와 성장 촉진제**이다. 성장 촉진제는 보통 작물을 시장에 내가기 전날에 친다. 하룻밤 사이 50%나 더 자란다고 한다. 농부들이 유혹에 빠지는 요소다. 농부들이 가족들 먹일 것은 따로 농사짓는다는 말이 있다. 그만큼 치명적이라는 얘기다.

문제가 되는 게 또 있다. **보존료**다. 우리 밥상의 재료 중 80%가 수입산이다. 수입산은 배송 문제로 보존료 투성이다. 누구나 알고 있는 사실이다. 우리가 주로 먹는 단백질은 고기와 생선이다. 여기엔 항생제와 성장 호르몬이 들어있다. 소나 가축은 성장 호르몬을 먹여 생산성을 높인다.

바다도 오염이 심각하다. 중금속이나 다이옥신 같은 발암 물질이다. 미세 플라스틱도 한몫 차지하고 있다. 이런 환경에서 자란 생선도 발암 물질 함량이 높을 수밖에 없다.

가공 식품에는 여러 가지 식품 첨가물과 화학 물질이 있다. 이중에 벤젠과 같은 심각한 발암 물질과 암을 일으키는 트랜스 지방도 있다. 주거환경은 환경 호르몬, 가공 화학 물질로 범벅되어 있다. 대표적인 경우가 새집 증후군이다. 새집 짓고 5년은 지나야 그 폐해에서 벗어난다.

 두 번의 암이지만 괜찮습니다

발암 물질을 섭취하지 않는 방법은 유기농 농산물을 먹고 가공 식품을 멀리해야 한다. 공기 좋고 물 좋은 환경에서 살아야 한다. 일상생활에서 사용하는 가공 화학 물질 비누, 치약, 샴푸, 화장품의 사용을 줄여야 한다. 주거 환경도 바꿔야 한다. 친환경적인 소재로 만들어진 집에서 살아야 한다.

일상 속 보이지 않는 독소 차단법

우리 몸에는 누구나 암세포가 있다. 암세포는 평소에는 얌전하다가 정상 세포와 암세포의 균형이 깨질 때 비로소 암이라는 병으로 발현된다. 암세포는 무작정 자라는 것이 아니다. 자신이 활동하기 좋아하는 '독소 가득한 환경'이 갖춰졌을 때 본격적으로 세력을 키운다.

우리가 먹고 자고 입는 일상 속에는 보이지 않는 독소가 수없이 많다. 인식하지 못하는 사이 몸에 차곡차곡 쌓인 독소가 바로 암세포가 가장 좋아하는 안식처가 된다. 암환자가 되면 이런 환경에 극도로 민감해질 수밖에 없다. 생명과 직결되는 문제다.

     두 번의 암이지만 괜찮습니다

농약이나 제초제, 식품 첨가물, 각종 화학 물질, 미세 먼지처럼 익히 알려진 눈에 보이는 독소들은 피하기 쉽다. 문제는 생활 속 깊숙이 숨어 있는 '보이지 않는 독소'들이다.

먼저 주거 환경을 살펴보자. 집안 곳곳에 숨은 곰팡이와 집먼지진드기가 대표적이다. 나는 아침에 일어나면 가장 먼저 창문을 활짝 열어 환기를 시킨다. 잠자리를 털고 청소기를 돌리는 이 두 가지만 매일 실천해도 곰팡이와 진드기를 크게 없앨 수 있다.

주방 환경도 싹 바꾸었다. 요리할 때 나오는 유해 가스를 마시지 않기 위해 가스레인지 대신 인덕션을 설치했다. 거실과 방에는 공기청정기를 두어 실내 공기질을 높였다. 음식은 가공 식품을 전면 금지하고 친환경 식재료만 고집한다. 첨가물과 보존료, 잔류 농약을 배제하기 위해 최대한 단순하게 조리하여 직접 만들어 먹는다. 뜨거운 음식을 담을 때 발생할 수 있는 환경 호르몬을 차단하고자 그릇도 유리나 도자기만 사용한다.

피부와 호흡기로 스며드는 독소도 무시할 수 없다. 우리가 매일 입는 옷을 빨 때 쓰는 세제와 섬유 유연제 속 계면활성제가 주범이다. 향이 강한 방향제와 탈취제, 화장품에 들어간 합성 보존제 등이 모두 화학 물질이다.

나는 방향제를 일절 쓰지 않는다. 화장품도 천연 제품으로 최소한만 바른다. 평소에는 선크림이나 기초 메이크업조차 거의 하지 않는다. 스킨도 천연 사과 식초와 알코올을 섞어 직접 만들어 쓴다. 격식을 차려야 하는 모임에 갈 때만 가끔 사용할 뿐, 내 몸에 들어오는 독소를 철저히 차단하고 있다.

미용실도 두 달에 한 번 커트하러 갈 뿐, 독한 약이 닿는 파마나 염색은 꿈도 꾸지 않는다. 샴푸 사용도 줄이고 헹굴 때는 식초 물을 쓴다.

 두 번의 암이지만 괜찮습니다

편리한 전자기기 역시 우리 몸의 리듬을 깨뜨리는 주범이다. 핸드폰, 컴퓨터, TV 등에서 나오는 전자파와 청색광은 눈과 뇌를 피로하게 만든다. 꼭 필요할 때가 아니면 전자기기를 멀리한다. 거실에 있는 TV는 무용지물이다. 안 본 지 벌써 4년째다. 스마트폰과 컴퓨터를 아예 안 쓸 수는 없지만 사용 시간을 최소한으로 줄이려 노력 중이다.

지금까지 물리적인 독소를 이야기했다면, 외부 환경보다 훨씬 치명적이고 중요한 것이 바로 '마음의 독소'다. 만병의 근원이 스트레스라는 말은 절대 과언이 아니다. 살면서 불안, 분노, 걱정을 완전히 피해 갈 수는 없다. 마음에 쌓아두지 않고 그때그때 흘려보내는 자기만의 방식을 반드시 찾아야 한다. 유기농 음식만 먹고 좋은 공기를 마셔도 마음속에 화와 원망이라는 독소를 품고 있다면 치유는 요원해진다.

평소 명상과 복식 호흡으로 굳은 마음을 이완하는 습

관이 무엇보다 중요하다. 독소는 아주 특별한 곳에 있지 않다. 평범한 일상 속에 조용히 숨어 조금씩 누적될 뿐이다. 한 번에 왕창 빼내려 하기보다 매일 꾸준히 비워주는 루틴이 필수다. 우리 암 환우들이 일상에서 지키면 좋은 여섯 가지 독소 배출 습관을 정리해 본다.

물 제대로 마시기: 아침 공복에 따뜻한 음양수(뜨거운 물과 찬물을 섞은 물)를 한 잔 마신다. 하루 1.5L 이상 꾸준히 마셔 노폐물을 내보낸다.

장을 깨끗하게 비우는 식습관: 제철 채소와 식이섬유를 충분히 섭취하고 발효식품을 즐겨 먹되 가공 식품은 끊는다. 장이 깨끗해야 독소가 제거된다.

땀으로 독소 배출하기: 하루 30분 이상 가볍게 걷는다. 땀이 살짝 나는 정도면 충분하다. 땀은 몸이 스스로 독소를 비워내는 훌륭한 통로다.

  두 번의 암이지만 괜찮습니다

호흡과 환기: 하루 3번 이상 창문을 열어 환기한다. 천천히 깊고 고르게 심호흡을 해준다. 신선한 공기가 내 몸의 세포를 바꾼다.

최고의 해독제, 잠: 밤 11시 전에는 무조건 잠자리에 든다. 자기 전 스마트폰을 멀리한다. 몸은 푹 자는 동안 스스로를 고치고 정화한다.

마음 비우기: 하루 10분이라도 명상하는 시간을 갖는다. 마음에 쌓인 감정을 밖으로 흘려보낸다. 마음의 독소가 줄어야 몸도 가벼워진다.

결국 독소 관리는 '특별하게 빼낼까'보다 '어떻게 덜 쌓이게 할까'가 핵심이다. 암이 자라기 좋은 환경을 원천 차단하고 매일 부지런히 내 몸과 마음을 비워내는 일, 그것이 나를 살리는 가장 훌륭한 건강법이다.

몸이 보내는 신호,
자연의 법칙을 따라라

속지 마라!

서구식 영양학이 들어오면서, 동물성 단백질이 필수라는 인식이 퍼졌다. 그러나 속지 마라. 우리는 과연 누구의 목소리를 듣고 있는가? 언론은 축산업자, 낙농업자의 이해 관계에 얽혀 있다. 학회마저도 그들의 입맛에 맞춘 논문을 발표한다. 심지어 양심 선언을 한 연구자는 다음 회의에서 배제되기도 한다. 소비자는 이러한 이면을 알아야 한다. 스스로 깨어 있어야 한다.

오늘날 식탁, 고기가 반찬의 기본이 되었다. 아이들조차 "반찬이 뭐 있어요?"라고 묻는다. 고기 반찬이 없으면 반찬이 없는 것처럼 여긴다. 어른들도 마찬가지다. 제철 채소, 자연식이 최고의 건강식임을 알면서도 지키지 못한다. 한때, 계곡과 산으로 고기 재워 짊어지고 놀러 다니는 것이 유행이었다. 하지만 박사님은 그런 행태가 불과 몇 년 뒤 병원 앞에 줄을 세울 것이라고 경고하셨다. 실제로 그렇게 되고 말았다.

우리가 못 살던 시절에는 자식 입 하나 줄이기 위해 식모살이를 보내기도 했다. 쌀이 모자라 보리밥, 무밥을 먹었고, 고구마와 김장 김치로 한 끼를 때우던 시절이었다. 그래도 지금보다 병은 적었다. 배불리 먹지 않아도, 자연에 가까운 식단이 우리 몸을 지켜준 것이다.

몸은 자연을 원한다. 정제된 약이나 영양제가 아닌, 제철 채소와 과일이야말로 진짜 음식이다. 자연이 제시한 이치대로 자연의 식물이 우리 몸에 가장 알맞다. 그래서 나는 늘 묻는다. 지금 이 음식은 몸이 원하는가, 아니면 마음이 원하는가? 인간은 자연과 닮아 있다. 자

연을 닮았기에 자연을 거스르면 병이 오고, 자연을 따
를 때 회복이 온다.

인간은 나무와 닮았다.

나무는 뿌리를 내리고 천천히 성장한다. 비바람을 맞
으며 단단해진다. 인간도 고난을 통과하며 단단해진다.

인간은 강물과 같다.

강은 흐르며 장애물을 만나도 길을 만든다. 인간도
인생의 굴곡 속에서 새로운 길을 찾아간다.

인간은 바람을 닮았다.

보이지 않아도 존재하고, 때론 부드럽고 때론 거세
다. 우리의 감정과 사고도 그렇게 유연하고도 강하다.

인간은 계절을 품고 산다.

봄처럼 새로움이 있고, 여름의 열정, 가을의 수확, 겨
울의 휴식이 있다. 어느 하나 헛된 시절이 없다.

 두 번의 암이지만 괜찮습니다

인간은 산과 같다.

오르기 힘들지만, 한 걸음 한 걸음이 의미다. 정상에 오르면 그간의 수고가 보상이 된다.

인간은 별을 닮았다.

어둠 속에서 더 밝게 빛난다. 꿈은 멀리 있지만 우리를 이끄는 존재다.

이처럼 인간은 자연 속에 있고, 자연은 인간 속에 있다. 자연은 인간의 스승이다. 우리가 그 소리를 듣고 살아간다면, 우리 몸도 마음도 스스로의 길을 되찾을 것이다.

넘쳐나는 음식, 지나친 정보, 왜곡된 건강 상식 속에서 이제는 스스로 깨어 있어야 한다. 진짜 배고픔인지, 진짜 필요한 에너지인지 구분할 수 있는 감각. 그것을 회복하는 것이 곧 삶을 회복하는 길이다.

우리 몸이 보내는 신호를 외면하지 말자. 과잉이 아

닌 균형, 탐욕이 아닌 절제, 억지가 아닌 순리를 따라
살자. 그 길 끝에 진짜 건강이, 진짜 자유가 있다.

자연의 이치를 따라 살아가는 것, 그것이 건강의 시작이다.

        두 번의 암이지만 괜찮습니다

한 걸음마다 살아나는 세포

자연치유를 위해 중요한 건 첫째 스트레스 관리, 둘째 식이요법, 그 다음 **세 번째는 내 몸에 맞는 적정한 운동이다.** 제일 쉽게 접근할 수 있는 방법은 걷기이다. 장소에 제약을 받지 않고 시간도 틈나는 대로 걸으면 된다. 나의 경우, 집에서 가까운 공원이나 천변 등 주변에 걸을 수 있는 공간이 잘 되어 있다. 집 근처 공원에 가면 소나무 숲이 아담하게 있고 흙길로 되어 있어 맨발 걷기에도 좋다. 매일 공원에 가서 한 시간 반 정도 맨발 걷기를 한다. 세족실도 만들어져 있어 맨발 걷기 후 발도 깨끗이 씻을 수 있어 좋다.

전주에는 편백나무 숲이 두 곳이 있다. 건지산 편백

나무 숲과 상관 공기마을 편백나무 숲이다. 두 곳 다 암환우들이 즐겨 찾는 곳이다. 암환자들은 산소포화도가 떨어진다. 편백나무 숲을 자주 찾는 이유이다. 피톤치드를 듬뿍 들이마시며 폐포에 있는 나쁜 공기를 몰아내고 신선한 공기로 채운다. 편백나무 숲을 걷다 보면 머리도 맑아지고 숨쉬기도 편해진다.

쭉쭉 뻗은 아름드리 편백나무와 황톳길이 주는 편안함이 컨디션을 되찾아주며 면역력을 일깨워 준다. 추운 겨울과 늦은 가을만 빼면 맨발 걷기로는 최상의 곳이다. 군데군데 벤치와 평상이 설치되어 있어 쉬기도 좋다. 과일 도시락을 싸가지고 가서 걷기 후 상쾌한 기분으로 먹는 과일 맛은 내 몸에 영양제가 들어오듯 에너지가 채워진다.

전주 시내에 있는 황방산을 자주 오른다. 등산은 운동 중에 으뜸이다. 적당히 땀도 나고 심장 박동도 빨라진다. 산은 공기도 맑고 오르막이 있어 혈액 순환에 도

   두 번의 암이지만 괜찮습니다

움이 된다. 산책보다 한 단계 높은 운동이다. 산을 오르며 가쁜 숨을 몰아 쉬며 내 심장 박동 소리를 듣는다. 살아있음에 행복을 느낀다. 전주 시내가 내려다보이는 황방산은 시내에 있어 접근성이 좋다. 집에서 차로 10분 거리다. 언제나 틈만 나면 오를 수 있는 산이다. 가까이에 산이 있음이 감사하다.

가끔 가는 산이 있다. 완주군 구이 모악산이다. 그리 높진 않지만 계곡에 물이 흐르고 대원사와 수왕사가 자리하고 있다. 전주 시민과 완주 군민뿐만 아니라 전국에서 많이 찾는 명산이다. 사계절이 다 아름답다. 골이 깊고 물이 흘러 자연 환경이 아름답다. 내 친구인 다람쥐가 많다. 가을엔 단풍이 아름답다. 매일 이곳을 찾는 등산객이 상당수 된다. 자주는 못 오르고 한 달에 서너 번씩 오른다. 대원사를 거쳐 수왕사까지 오른다. 수왕사 근처가 좋은 기운이 가득하단다. 부처님께 삼배도 올리고 멀리 진안 마이산 조망도 하며 구이 저수지에 담긴 맑은 물로 마음까지 씻어 내린다.

숲은 우리하고 뗄 수 없는 공간이다. 신선한 공기와 마음에 평안을 주는 자연 공간이다. 언제든 어디서든 우리를 조건 없이 품어준다. 자연의 감사함이 전해온다. 의학의 아버지 히포크라테스는 **'걷기는 가장 훌륭한 약이다.'**라고 했다.

나가오 가즈히로의 『병의 90%는 걷기만 해도 낫는다』. 이 책에서 언급한 내용을 소개해 본다.

대부분의 병은 걷기만 해도 낫는다. 걷지 않는 현대인은 늘 아프다. 오키나와 장수촌의 순위가 추락한 원인이 있다. 첫째는 식생활을 꼽는다. 예부터 오키나와에서는 식이섬유가 풍부한 삶은 고구마를 주식으로 삼았다. 제2차 세계대전 패배 후, 미군의 통치를 받았다. 서구의 고지방, 고칼로리 식사가 일상생활에 파고들었다. 순식간에 패스트푸드 천국이 되었다. 그 결과 대사증후군 환자가 급증했다.

둘째는 승용차 의존율이다. 현대 사회가 자동차 중심

　　　　두 번의 암이지만 괜찮습니다

사회로 변화하면서 점차 걷지 않게 되었다. 그 결과 장수 순위가 추락한 것이다. 걷기는 그만큼 수명과 직결된다. 요즘 하루 만보 걷기가 유행이지만 400년 전만 해도 하루 3만보씩 걸었다 한다. 움직이지 않는 동물일수록 암에 걸리기 쉽다는 사실도 밝혀졌다.

항상 움직여야 하는 야생 동물은 거의 암에 걸리지 않는다. 인간도 비슷해서 아프리카 오지에서 생활하는 부족처럼 해와 함께 생활해야 한다. 해돋이와 함께 일어나고 해가 지면 잠이 들고, 항상 걸으며 생활하는 사람에겐 암이라는 질병이 없다. 걸으면 걸을수록 면역 세포가 활성화되기 때문이다.

구수골 단식 기간에는 하루 3~4만보씩 걸었다. 단식으로 몸이 솜털처럼 가벼웠다. 무릎에도 무리가 없었다. 걸을수록 에너지가 펄펄 생겼다. 단식이 끝나고는 3개월은 2~3만보씩 걸었다. 집으로 돌아와서는 하루 1만보씩 걸었다. 걷기만큼 쉬운 건강법은 없다.

대지의 기운을 맨발로 흡수하다

매일 점심을 먹고, 가까운 공원이나 산으로 향하는 발걸음은 내 일상 속 가장 소중한 치유의 의식이다. 자연이 내어주는 여러 치유 요법 중에서, 내 몸의 상태에 맞게 걷는 일은 선택이 아닌 필수 요건이다.

숲으로 들어서는 순간, 복잡했던 머릿속은 고요해진다. 싱그러운 초목의 푸른빛은 지친 눈을 힐링해 준다. 바람에 나뭇잎이 사각대는 소리와 경쾌한 새소리로 귀를 호강시킨다. 나무들이 뿜어내는 맑은 피톤치드를 깊게 들이마신다. 폐포 깊숙이 자리 잡고 있던 탁한 찌꺼기들이 빠져나가고 신선한 생명력이 듬뿍 채워지는 것을 느낀다. 오감을 부드럽게 자극하며 내 몸의 노폐물

 두 번의 암이지만 괜찮습니다

을 비워내고, 맑은 정신과 평온한 마음을 안겨주는 산책이야 말로 나를 진정한 행복으로 이끈다.

현대인들이 숨쉬고 생활하는 환경은 보이지 않는 전자파와의 끊임없는 씨름이다. 삭막한 아스팔트와 콘크리트 위에서 우리의 몸은 점차 자연의 리듬을 잃어간다. 자연, 온기를 품은 땅이 내어주는 에너지는 강력하다. 대지의 기운은 몸속에 쌓인 정전기와 전자파는 물론, 그동안 켜켜이 쌓여 있던 피로 물질들까지 말끔하게 씻겨준다.

지금도 맨발 걷기 열풍이 여전하다. 내가 처음 매력에 빠진 것은 몇 년 전, 걷기 열풍이 한창 뜨거웠을 무렵이다. 산책길에서 맨발로 흙길을 걷는 등산객들을 마주칠 때면 처음엔 그저 신기한 마음에 가벼운 눈인사만 나눴다. 그러다 늘 함께 맨발로 걷는 어느 노부부와 자연스레 친해지게 되었고, 그들의 뭉클한 사연을 듣게 되었다.

남편분이 위암 판정을 받은 후 지푸라기라도 잡는 심정으로 시작한 맨발 걷기가 어느덧 5년째 접어들었다고 했다. 흙을 밟으며 깊은 불면증이 씻은 듯 사라졌고, 점차 건강이 회복되어 지금은 그 누구보다 활기차게 살고 계셨다. 삶의 질이 높아지셨다는 두 분의 환한 미소는 나에게 깊은 울림을 주었다. 그분들의 건강한 에너지를 보며, 나 역시 주저 없이 신발과 양말을 벗고 맨발 걷기에 도전했다.

처음 맨발로 땅을 디뎠을 때의 그 짜릿한 감각을 잊을 수 없다. 축축하고 부드러운 흙이 발바닥을 감싸안는 촉감은 생각보다 훨씬 포근했다. 그렇게 한바탕 산책을 마치고 나면, 무거웠던 발과 몸이 깃털처럼 가벼워진다. 푸른 초목을 눈에 담는 것만으로도 충분히 맑아진다. 대지와 직접 살갗을 맞대는 맨발 걷기까지 더해지니 그 치유의 시너지는 진정 걸어본 사람만이 알 수 있는 축복이다.

　　　　두 번의 암이지만 괜찮습니다

그날 이후, 나는 발이 시린 늦가을에서 겨울을 제외하고, 꾸준히 맨발 걷기를 하고 있다. 요즘은 가까운 공원에도 맨발 걷기를 할 수 있는 작은 황톳길이나 동산이 잘 조성되어 있다. 지자체에서 걷고 난 후 발을 씻을 수 있는 세족실도 깔끔하게 구비해 놓아 한결 수월하게 즐길 수 있다.

다만, 항암 치료 중이거나 발에 질환이 있는 분들은 무리하게 걷지 않도록 주의해야 한다. 발의 감각이 예민해져 있거나 작은 상처에도 무리가 갈 수 있기 때문이다. 자신의 몸 상태에 맞게 걷는 것이 무엇보다 중요하다.

만물이 소생하는 봄이 오면 산책길은 더욱 활기차다. 피어나는 꽃들과 연 초록 새순이 사랑스럽다. 걸음걸음마다 눈과 귀, 오감이 황홀해진다. 편백나무나 소나무가 우거진 숲길은 그 짙은 향내만으로도 훌륭한 치유제가 된다. 코로 들이마시는 청량한 산소의 맛은 무색 무취가 아니라, 온몸을 정화하는 '초록빛' 그 자체다. 이토록 오감을 만족시키며 건강한 몸과 마음을 만드는 맨발 걷기는, 세상 그 어떤 비싼 보약보다도 효과 만점이다.

"우리는 흙에서 와서 흙으로 돌아간다"라는 말이 있다. 만물의 근원인 흙이야말로 우리가 언제 기대도 아무런 조건이 없는 땅이다. 넉넉하게 안아주고 반겨주는 어머니의 품 같다. 하늘의 태양이 내어주는 따스한 양의 기운과, 땅이 품고 있는 촉촉하고 묵직한 음의 기운이 완벽한 조화를 이룰 때, 천지만물에는 비로소 생기가 돈다. 인간도 소우주이기에 마찬가지다. 천기와 지기의 힘은 우리를 살게 하는 가장 원초적인 힘이다.

몸과 마음이 벼랑 끝에 몰린 지친 환우들, 그들은 깊은 자연 속에서 숨쉬고 생활해야 한다. 자연과 온전히 하나가 될 때, 기적처럼 새 생명으로 다시 태어난다. 대자연의 조화로움 덕분이다.

 두 번의 암이지만 괜찮습니다

대지의 위대한 기운을, 구순의 친정어머니를 보며 더욱 뼈저리게 느낀다. 어머니는 지금도 손수 텃밭을 가꾸시며 누구보다 건강하게 일상을 꾸려 가신다. 거친 밭고랑을 맨발로 거니시며 정성스레 채소밭을 일구시는 어머니의 모습은 경이롭기까지 하다. 어머니는 뜨거운 태양 아래서 생명의 양분을 듬뿍 받는다. 촉촉한 대지의 기운을 온몸으로 흡수한다. 자연과 완벽하게 조화로운 환경에서 생활해 오신 덕분이다.

일상에 지쳐 있다면, 시간 날 때마다 공원이나 산으로 가자. 그리고 가능하면 조심스레 신발을 벗고 맨발 걷기를 실천해 보라. 처음엔 어색할지 몰라도, 내 몸이 먼저 자연을 반기고 깃털처럼 가벼워지는 것을 몸소 체험하게 될 것이다. 자연이 내어주는 흙길은 우리 몸 깊숙이 잠들어 있는 면역력을 일깨워 주는 아주 다정하고도 효과적인 요법이다. 나는 오늘도 내 몸을 살리는 생명의 땅 위를 걷는다. 맨발로.

자연치유에서 중요한 **네 번째는 명상과 단전호흡이다.**

한 대학 연구팀의 사례를 보면 기 수련자들을 대상으로 수련 전후를 채혈해 NK 세포의 성능 변화를 측정한 결과가 있다. 수련 후, 1.6배 정도 NK세포 활성도가 올라간 것으로 조사됐다.

전북대 의대 간호학과 변주나 교수가 발표한 논문

「한국 전통 건강 문화로서의 단전호흡술이 심리 신경 면역학적 효과에 관한 연구」에 보면 면역 물질은 1.8배, 심리 불안은 1.3배 감소한 것으로 나타났다. 단전호흡과 명상은 면역력을 높여주고 불안한 심리 상태도 안정화 시켜준다.

단전호흡하면 면역물질 1.8배 증가
심리불안은 1.3배 감소 과학적검증

전북대의대 교수팀 발표

兪世娥기자

「면역물질은 1.8배 증가, 심리불안은 1.3배 감소」. 단전호흡을 한 직후 수련자들의 몸에 생긴 변화를 과학적으로 연구한 결과다.

전북대의대 간호학과 蔡璐孫교수 팀은 지난해 3월부터 6월까지 국선도법 연구회 서울본원 수련생 80명에게 매일 80분간 단전호흡을 시킨 뒤 수련전과 후의 신체상태 변화를 측정해 그동안 말로만 효과있다고 하던 단전호흡의 효과를 검증해냈다.

수련을 마친 80명의 침을 조사하자 그 속에 면역물질인 면역글로불린 A가 수련전보다 평균 1.8배 증가했다는 것. 이에 비해 80분간 휴식을 취한 대조군 30명의 면역글로불린A 수치는 변화가 없었다.

또 자가심리측정검사표를 이용, 심리불안상태를 측정한 결과 실험군에서는 수련 후 심리불안정도가 수련전에 비해 1.3배 감소한 것으로 나타났다. 그냥 휴식을 취한 대조군에서는 심리불안정도에 변화가 없었다.

蔡교수팀은 4일 한국종합전시장에서 열린 국선도법연구회 개원 29주년 기념 학술대회에서 이 연구결과를 담은 논문 「한국 전통 건강문화로서의 국선도 단전호흡의 심리신경면역학적 효과에 관한 연구」를 발표했다. 蔡교수는 「요즘 환경변화가 심신에 미치는 영향을 연구하는 심리신경면역학이 선진국에서 새로운 의술로 각광받고 있다. 이 중 단전호흡은 환경변화로 인한 심신의 충격을 완화시켜주는 치료법으로 관심을 모으고 있는데 이의 효과를 과학적으로 검증해 낸 것에 의의가 있다」고 소개했다.

단전호흡, 명상, 요가 등 우리 몸을 이완시켜주고 면역력을 올려주는 요법은 많이 있다. 내 몸에 맞는 요법을 선택해 꾸준히 실천하는 게 중요하다. 암 진단을 받고 나면 심리 상태가 많이 불안해진다. 죽음에 대한 공포와 두려움 때문이다. 공포와 두려움을 몰아내는 좋은 방법이 몸을 이완하는 명상 요법이다.

초기에는 완산 정혜사에 매일 방문하여 스님들 사시 예불 시간에 맞춰 108배를 하고 경전을 독송했다. 불안한 마음을 떨구고 마음의 평안을 찾으며 간절히 기도했다. 그야말로 부처님께 매달리는 심정이었다.

대전대 대전한방병원에 입원해서는 매주 수요일 요가 수업이 있었다. 요가도 몸을 이완하고 심신을 안정시켜 자연치유력을 높여준다. 선생님의 고요하고 아름다운 몸동작을 따라 하며 몸이 저절로 건강해짐을 느꼈다. 매주 수요일이 설렘과 기대감으로 기다려졌었다.

매일 석문호흡을 한다. 나는 누구이며, 어디에서 왔고, 어디로 가는가? 자신을 찾아가는 길 석문호흡. 석문호흡은 정기신 삼수법으로서 하단전의 중심인 석문

 두 번의 암이지만 괜찮습니다

(단전)을 통해 고차원의 진기를 생성, 운용하는 수련법이다. 천지 간의 모든 만물이 호흡을 통해 교감하고 교류하듯이, 자신의 근본 자리를 찾아가는 수도의 바탕이자 핵심은 바로 호흡에 있다.

수련자는 석문호흡을 함으로써 내면의 세계로 들어갈 수 있고, 몸과 마음을 이완하여 심신의 고요와 평화를 느낄 수 있다. 이와 동시에 고도의 정신 집중을 통해 보이지 않는 기의 세계와 빛의 세계를 하나하나 경험해 나갈 수 있다.

나는 남편의 권유로 시작했다. 도반님[2]들께서 말하길, 그간 남편에게 쌓인 서운함이 있다면, 그 서운함을 모두 용서하라. 그럴 정도로 좋은 인연(석문호흡)을 만났다고 하셨다. 이곳엔 대부분 20년이 넘으신 분들이 많다. 암 환우가 아니더라도 명상과 단전호흡, 좋

[2] 수행하는 동기를 일컫는 말

은 것은 다 알고 있다. 하지만 우리 암 환우들에겐 필수라고 생각한다. 일주일에 3번 정도는 직접 도장으로 출근한다.

수련 마치고 도반님들과 신차를 마시며 대화 나누기를 좋아한다. 도반님을 통해 맑은 마음과 순수함을 배운다. 명상은 몸과 마음을 정화해 준다. 석문호흡은 체조부터 행공, 본수련과 회건술까지 마치면 1시간 40분 정도 소요된다. 하루에 한 타임 또 시간 날 때마다 장소에 구애 없이 온라인 도장에 연결하여 수련을 한다. 정기적인 수련 시간에 접속하면 줌을 통해 도반님들과 함께할 수 있어 좋다.

인간은 소우주다. 대우주와 연결되어 있고 우주의 기운 천기와 지기를 석문을 통해 내게 모아준다. 수련을 통해 생기와 진기를 생성한다. 생기는 온몸을 돌며 닦아주고 진기는 마음과 정신을 씻겨 준다.

그렇게 집에서나 도장에서 또는 여행지나 병원에서

 두 번의 암이지만 괜찮습니다

일 년 365일 빠지지 않고 수련한 지 4년이 되었다. 내 삶의 일상이 되었다. 내 몸에 맞는 수련을 통해 대자연과 함께 숨쉬고 있는 것이다. 암 환우들은 호흡이 중요하다. 불안하고 두려울 때 숨이 막혀오기 때문이다. 고르고 깊은 숨으로 나의 내면에 깊숙이 스며드는 석문호흡이야말로 암 환우에게 꼭 필요한 것이다. 108배, 국선도, 석문호흡, 단전호흡, 무엇이든 나에게 맞는 명상 이완 요법을 통해 심신을 이완하여 암을 극복하고 건강한 생활로 복귀해야 한다.

현대인들은 각박한 생활 환경에 노출되어 있다. 무한 경쟁 속에서 살아남기 위해 긴장 속에서 살고 있다. 우리 모두가 명상 이완 요법을 필요로 한다. 명상을 통해 몸을 이완하고 밝고 여유로운 마음을 가져본다. 스트레스는 암환자에게 최고의 적이다. 스트레스를 풀 답이 명상이고 이완이다. 꾸준한 수련을 통해 건강한 심신을 찾고 내 몸에 활력을 주며 하루하루 건강한 삶을 누리고 있다. 내 몸의 자연치유력은 계속 살아난다. 오늘도 살아있음에 감사한다.

석문호흡 과정에서 배운 3대 심훈은 암 자연치유에
만 도움이 되는 데 그치지 않는다. 인생 전체를 슬기롭
게 살아가는 바탕이 된다.

석문호흡 3대 심훈

-『석문호흡』

1. 비교하지 말라

'남과 비교하지 않는다.'는 뜻을 지닌 '불비타인(不比他
人)'에는 도의 큰 이치와 원리가 담겨 있다. 모든 존재는 각
기 고유한 존재성과 존재 가치가 있다. 자신의 존재성과
존재 가치에 따른 고유한 소임과 역할을 하며 자신의 길
을 걸어간다. 우주 삼라만상의 모든 존재는 다른 무언가
와 비교됨으로써 그 빛과 힘, 가치가 생기는 것이 아니다.
이미 존재하는 그 자체로서 고귀하고 존귀하고 현귀함을

두 번의 암이지만 괜찮습니다

가진다.

2. 남이 나를 알아주기를 바라지 말라

누군가 나를 알아준다고 하여 존재 가치가 생겨나고, 나를 알아주지 않는다고 하여 존재 가치가 사라지는 것이 아니다. 남이 나를 알아주기를 바라는 것은 자신의 존재 가치를 외부에서 찾는 것이다. 진정으로 내면이 충만하고 고요한 자는 그 자체로 자신의 존재 가치를 찾아간다. 남이 나를 알아주기를 바라는 마음과 마음가짐은 가식과 허위를 만들어 낸다. 결국 남이 나를 알아주기를 바라지 않는다는 것은 수련자 스스로가 가식과 허위를 벗고 자신에게 순수하고 진솔하고 지혜로워져야 함을 말한다.

3. 거짓말하지 말라

비교를 통해 자신의 존재 가치를 찾고자 하는 이는 항시 자신의 모습에 만족할 수 없으며 남이 알아주기를 바란다. 남이 알아주기를 바라는 마음이 도를 넘으면 겉으로 드러나는 바, 그것이 거짓말이다. 거짓말은 내적으로는 자신의 모습을 부정하는 것이며, 외적으로는 주변의 존재들과 상극하는 것이다. 수도자는 거짓말을 경계함으로써 자신을 나투고, 밝히고 나누어, 주변과 순수하고 진솔하고 지혜롭게 교류·공감·소통함으로써 진정한 조화를 이루어야 한다.

심훈 3법을 마음에 새긴다. 평소에 지키기 어렵지만 수련을 통해 참나를 찾아가며 외부가 아닌 내부에서 자신의 모습을 찾아간다.

남과 비교하지 말라. 불비타인, 인간관계에서 남과 비교하며 살아가면 늘 불행하고 불만족이며 불평을 늘어놓게 된다. 존재 자체만으로도 가치가 있다. 모든 만물은 존재함으로써 존중받아야 마땅하다.

남이 알아주기를 바라지 말라. 남이 알아주기를 바라

  두 번의 암이지만 괜찮습니다

는 마음엔 자기 과시가 숨겨져 있다. 바라는 마음이 있으면 서운한 마음이 함께 있다. 알아주지 않으면 속상하고 원망하는 마음이 있다, 내 마음에 충만하고 흡족하면 그만이다. 남이 알아주지 않아도 내 할 일 내 할 도리를 하면 그만이다. 알아주기 바라는 마음이 사라지면 언제나 평화롭고 고요하다.

거짓말하지 말라. 남에게 잘 보이고 싶은 마음이 앞서면 과대 포장을 하게 된다. 겸손하고 배려하는 마음보다 내세우고 자랑하는 마음이 앞서면서 본의 아닌 포장으로 거짓말을 낳게 된다. 사소한 거짓말이 나중엔 부피가 늘어난다. 흔히 착한 거짓말은 해도 된다고 한다. 물론 도움이 된다. 일상생활에서 가족 간, 친구 간, 동료 간, 선의의 거짓말을 할 수도 있다.

그러나 거짓말은 처음부터 안 해야 맞는 것이다. **'바늘도둑이 소도둑 된다.'**라는 속담이 있다. 싹부터 잘라야 하는 이유다. 굳이 석문호흡 수련이 아니더라도 누구나 지켜야 할 기본 덕목이다. 현대 사회를 살아가면서 명심하고 실천하면 좋은 내용이다. 바로 실행에 옮기자.

　두 번의 암이지만 괜찮습니다

과학이 증명한 치유의 호흡, 뇌를 씻어내다

우리 몸에서 뇌척수액은 뇌를 충격으로부터 보호하고, 영양소와 호르몬, 면역 세포를 전달할 뿐만 아니라, 노폐물을 제거하여 뇌의 항상성을 유지하는 매우 중요한 역할을 수행한다. 최근 이 **뇌척수액의 순유량**에 대한 놀라운 연구 결과가 세계 최고 병원으로 꼽히는 **메이요 클리닉(Mayo Clinic)의 폴 민(Paul H. Min) 교수팀**에 의해 발표되었다.

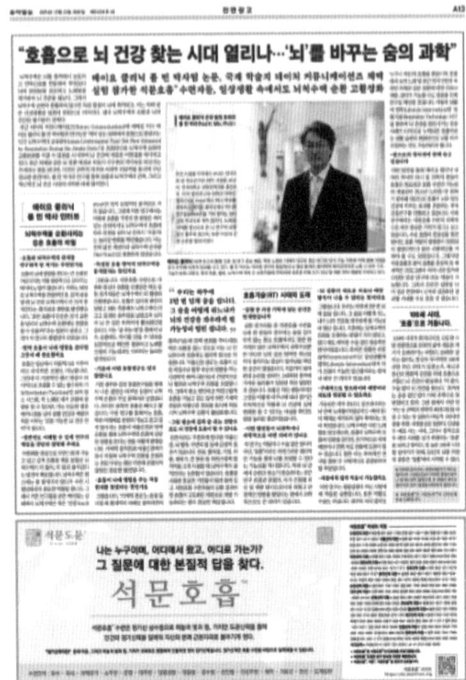

전통적으로 뇌척수액 순환은 심장 활동에 의한 박동성 흐름이 주요 요인일 것으로 생각되어 왔다. 그러나 최근 연구들은 **호흡에 의한 정맥 환류(Venous return) 역시 뇌척수액 순환의 핵심 요인**임을 밝혀내며, 호흡과 뇌척

수액 역학 관계를 정량적으로 이해하려는 시도들이 이루어지고 있다.

호흡은 무의식 영역에서 비자발적으로 이루어지기도 하지만, 의식적으로 조절할 수도 있는 이중적 특성을 갖는다. 메이요 클리닉 연구팀은 이러한 특성에 착안하여, 아랫배를 중심으로 **가늘고 길고 깊게 숨을 쉬는 '석문호흡'** 수련자 그룹(평균 약 10년 수련)과 일반 참여자 그룹의 뇌척수액 역학 차이를 MRI 촬영을 통해 정밀하게 평가했다.

연구 결과의 핵심은 **'호흡 수련 그룹의 뇌척수액이 더 많이, 더 멀리 움직인다'**는 것이었다. 호흡 수련 그룹은 뇌척수액이 단순히 진동하는 것을 넘어 뇌 안 깊은 부위까지 활발하게 이동하는 **순유량**(Net Flow) 결과를 보였다. 또한 이러한 차이는 숨을 깊이 쉬지 않는 평소 호흡 상태에서도 나타났다. 이는 일상에서 **장기간 지속적으로 호흡을 조절하는 수련이 뇌척수액 순환을 촉진하고, 나아**

가 뇌 건강에 직접적인 영향을 줄 수 있음을 의미한다.

해당 연구를 진행한 연구진은 인터뷰를 통해 뇌척수액의 "분수 현상"을 목격했다고 밝혔다. 5년간 호흡 수련을 한 80대 참여자가 깊은 호흡을 하자, 마치 펌프질을 하듯 측뇌실 특정 영역에서 뇌척수액 신호가 분수처럼 솟구치는 패턴이 보였다는 것이다.

호흡이라는 일상적이고 자연스러운 생리 현상이 깊은 뇌 속까지 영향을 주어 뇌 건강과 노폐물 청소 시스템을 조절할 수 있다는 과학적, 의학적 가능성이 완벽하게 증명된 셈이다. 이 연구 결과는 국제적으로 저명한 학술지 〈네이처 커뮤니케이션즈(Nature Communications)〉에 채택되며 큰 화제를 모았다.

질병의 치유를 위해 지푸라기라도 잡는 심정으로 시작했던 호흡 수련의 효과가 이렇게 과학적으로 입증되니 더욱 확신이 든다. 석문호흡에 대해 막연히 '몸의 이

　　　　두 번의 암이지만 괜찮습니다

완을 도와 좋겠지' 하던 기대를 넘어, 이제는 확실한 과학적 근거를 바탕으로 흔들림 없이 수련에 임할 수 있게 되었다. 호흡은 누구나 자발적으로, 의도적으로 길게 유도할 수 있다. 그렇기에 수련을 통해 스스로 질병을 예방하고 치유할 수 있다는 사실은 실로 놀라운 성과다.

그동안 4년째 꾸준히 석문호흡을 수련해 온 나는 참으로 행복한 사람이다. 그저 묵묵히 숨을 들이마시고 내쉬는 이완의 과정 속에서, 나는 이미 내 몸의 깊은 곳까지 훌륭하게 관리하고 있었던 것이다. 이번 연구 결과가 대중에게 널리 퍼져, 더 많은 환우들이 일상 속에서 올바른 호흡 수련을 통해 건강한 심신을 가꿔나갈 수 있는 따뜻한 계기가 되기를 간절히 바란다.

잠이 보약이다, 숙면 시 일어나는 자가 치유

우리 몸은 놀라운 자가 치유력과 항상성을 가지고 있다. 스스로 상처를 치유하고 본래의 건강한 상태로 돌아가려는 능력이 탑재되어 있다. 그야말로 '슈퍼컴퓨터'라 불러도 손색이 없다. 몸과 마음의 독소를 비워내고 정화해 주면 우리 몸은 자연스럽게 원래의 맑은 상태로 돌아간다. 바쁜 현대인들은 시간에 쫓겨 살다 보니 바른 먹거리와 적절한 휴식, 무엇보다 가장 중요한 **'충분한 수면'**을 놓친다.

낮에는 활동을 주관하는 교감 신경이, 밤에는 휴식을 돕는 부교감 신경이 우위에 서야 한다. 밤낮 없는 생활이 이 자연스러운 리듬을 깨뜨린다. 그 결과 자율 신

두 번의 암이지만 괜찮습니다

경계의 균형이 무너지고 내 몸의 면역 체계가 흔들리게 된다. 우리 몸의 면역력은 70% 이상이 장에서 만들어진다. 장이 편안해야 면역력이 살아난다. 장 건강의 든든한 밑바탕이 되어주는 것이 바로 '**숙면**'이다.

우리가 곯아떨어진 밤, 우리 몸은 잠을 자면서도 아주 바쁘게 움직인다. 낮 동안 손상된 조직을 수선하고 치유한다. 기관과 세포에 새로운 연료를 충전한다. 낡고 노화된 세포를 싱싱한 새 세포로 바꾼다. 재생산 작업도 깨어있을 때보다 2배 이상 빠른 속도로 일어난다. 잠자는 시간은 우리 몸이 모든 기능을 재정비하는 경이로운 치유의 시간인 셈이다.

잠이 중요한 또 다른 결정적 이유는 '**멜라토닌**'이라는 호르몬 때문이다. 수면 중 뇌에서 분비되는 멜라토닌은 활성 산소를 해독하고, 암세포와 싸우는 NK세포의 기능을 강력하게 활성화한다. 암환자에게 숙면이 생명줄과도 같은 이유다. 미국 스탠퍼드 대학의 데이비드 스피겔 박사는 **"잠을 제대로 못 자면 코르티솔, 멜라토닌, 에스트로겐 등 암과 연관 있는 호르몬의 불균형이 초래되어 암세포 증식이 가속화될 수 있다"**라고 강력히 경고한 바 있다.

잠은 **'얼마나'** 자느냐 못지않게 **'언제'** 자느냐도 중요하다. 치유력을 극대화하려면 제시간에 자야 한다. 멜라토닌이 가장 활발하게 분비되는 골든 타임은 **밤 11시부터 새벽 2시** 사이다. 하루 분량의 약 70%가 이때 쏟아져 나온다. 저녁형 인간이었던 나도 살기 위해 아침형 인간으로 생활 패턴을 완전히 바꿨다. 밤 10시를 취침 시간으로 정하고, 아무리 늦어도 11시 이전에는 무조건 잠자리에 든다. 일반 성인은 평균 6시간 수면을 권장하지만, 치유가 절실한 암 환우들은 회복을 위해 최소 7시간 이상은 푹 자야 한다.

다음으로 챙겨야 할 것은 **'수면의 질'**이다. 잠들기 직전까지 TV나 스마트폰을 붙들고 있으면 쉽게 잠들지

　　　　　두 번의 암이지만 괜찮습니다

못한다. 전자기기 화면에서 나오는 청색광이 뇌를 각성시켜 숙면을 방해하기 때문이다. 잠자리에 들기 20분 전부터는 명상 음악이나 빗소리 등 마음을 차분하게 가라앉히는 환경을 만들어야 한다. 독서도 아주 좋은 방법이다.

매일 밤 책을 읽으며 하루를 마무리하는 나는, 책을 덮은 뒤 '석문호흡 물소리' 앱을 잔잔하게 틀어놓고 고요히 눈을 감는다. 이어서 내면을 정화하는 모르나의 기도문을 세 번, 『호오포노포노의 비밀』의 문구(**"미안합니다, 용서하세요, 감사합니다, 사랑합니다"**)를 열 번 되뇌며 평온하게 잠을 청한다.

낮에 햇볕을 듬뿍 받으며 걷고, 밤에는 이처럼 나만의 수면 환경을 조성한다면 누구나 달콤한 잠에 빠져들 수 있다. 불면에 시달리는 환우들에게 이 과정이 결코 쉽지만은 않겠지만, 나에게 꼭 맞는 수면 습관과 질 좋은 숙면으로 가는 루틴을 설계하길 바란다. 질 좋은 숙

면이야말로 당신의 병을 치유하고 내 몸의 놀라운 자가
치유력을 일깨워 줄 가장 확실한 보약이다.

 두 번의 암이지만 괜찮습니다

내 안의 에너지를 깨우는 7가지 통로

유방암이 재발되었을 때, 지푸라기라도 잡고 싶은 심정이었다. 수술하고 요양 병원에서 몸을 관리하는 동안 남편은 백방으로 방도를 알아보고 있었다. 몸을 빠르게 회복하는 방법이 없을까? 늘 고민했다. 그러던 중 차크라에 대해서 알게 됐고 차크라 치유하는 곳을 찾아서 예약을 했다.

'차크라'는 산스크리트어로 '바퀴', '순환'이라는 뜻이다. 인체의 여러 곳에 존재하는 정신적 힘의 중심점을 이르는 말이다. 정수리와 척추를 따라 존재하는 7개가 명상과 신체 수련에서 중요한 혈점이다.

한의학에서는 인체에 360혈이 흐르고 있고, 인도 요가에는 차크라라고 하는 일곱 개의 큰 혈자리들이 흐르고 있다고 한다. 우리 몸에는 약 88,000개의 차크라가 있는데 7개의 주요 차크라가 움직이면 모든 차크라가 같이 움직인다.

에너지는 차크라를 통해 우주, 주변에 있는 세상으로부터 흡수된다.

1차크라는 뿌리 차크라이다. 위치는 척추의 맨 아래 꼬리뼈 부근이며 빨간색이다. 뿌리 차크라의 원소는 흙이다. 동화 속 상징은 발달의 가능성이다. 뿌리 차크라는 모든 차크라 명상의 출발점이다. 그곳은 우리가 살고 있는 현실이다.

2차크라는 양극성 차크라이다. 양극성 차크라의 원소는 물이다. 양극성 차크라 위치는 아랫배 부근이고, 주황색이다. 동화 속 상징은 반대편과의 조우이다.

 두 번의 암이지만 괜찮습니다

3차크라는 태양 신경층 차크라이다. 태양 신경층 차크라의 원소는 불이다. 위치는 배꼽 부근이며, 노란색이다. 동화 속 상징은 양극의 통합이다.

4차크라는 가슴 차크라이다. 가슴 차크라의 원소는 공기이다. 위치는 가슴 중앙이며, 초록색이다. 동화 속 상징은 구원의 경험이다.

5차크라는 목구멍 차크라이다. 목구멍 차크라는 비슈디, 비슈디의 원소는 에테르다. 에테르는 물질이 정신으로 바뀔 때 나타나는 과도기적 원소다. 위치는 목 부분이며, 파란색이다. 동화 속 상징은 상징과의 조우이다.

6차크라는 제3의 눈 차크라이다. 제3의 눈 차크라는 아갸나, 아갸나는 지시를 말한다. 제3의 눈은 내적 시야다. 위치는 이마 중앙 두 눈 사이이며, 남색이다. 동화 속 상징은 내면의 목소리를 따르는 것이다.

7차크라는 왕관 차크라이다. 왕관 차크라는 사하스라라, 천 개의 꽃잎이 있는 연꽃을 말한다. 위치는 머리 꼭대기이며, 보라색이다. 하나 안의 모든 것, 신을 향하는 길을 의미한다. 칼 융은 차크라를 정밀하게 발달된 **'정신적 수준의 체계, 회음부에서 정수리까지 올라가는 의식이 자리하는 곳'** 또는 **'의식의 다양한 위치에 자리하고 있는 연꽃처럼 생긴 센터'**라고 부른다.

'칼 융과 차크라' 차크라 명상 센터를 찾은 것은 수술 후 2주쯤 되는 때였다. 손이 장작개비처럼 굳어 올라가지 않았다. 병원에서 알려 준 유방암 수술 후 운동법을 따라 했다. 손을 조금씩 높이며 한 손씩 뻗어 벽을 손으로 짚어 올라가는 운동과 수건을 양손에 적당한 간격으로 팽팽히 유지하며 위아래로 움직이는 운동이다.

1차크라부터 7차크라까지 다 점검하며 부족한 차크라 균형을 잡는 것부터 운동이 시작되었다. 각 차크라를 100퍼센트로 맞추고 몸 치유를 시작했다.

 두 번의 암이지만 괜찮습니다

　병원에서는 수술한 방향의 손은 만지지 말라고 했었다. 함부로 수술 부위를 움직이지 말고 서서히 운동으로 풀라는 말이었다. 그러나 차크라 센터에서는 사정없이 거기부터 손을 댄다. 닭똥 같은 눈물이 흐른다. 잠시 후, 손을 들어보라 하신다. 너무 신기하다. 뻣뻣했던 왼손이, 위로 올리지도 뒤로 돌리지도 못 했는데 만세 자세가 된다. 신비한 체험이다. 막혀 있던 혈자리가 순환되어 원활하게 돌아간 것이다.

　대부분의 유방암 환자들이 평생 겪는 부작용 중 하나가 림프 부종이다. 병원에서 못 만지게 해서 그대로 두어 평생 고생하는 환우들이 있다. 차크라 명상 센터에서는 암이나 주요 질병의 주요 원인 중 하나를 피의 오염, 혈액 순환이 안 되어 발생한다고 보고 있다. 차크라 명상은 그 흐름을 좋게 하여 혈액 순환을 돕는다. 차크라 명상도 에너지의 흐름이다. 눈에 보이지 않는 에너지, 그 힘은 위대하다.

차크라와 연관된 단어 중 만다라, 음, 색채 등을 들 수 있는데 최근에 신비한 만다라 체험을 했다. 원을 그리고 원안에 열 십자를 그렸다. 돌아가며 마음대로 선을 그어 대칭된 도형을 만들었다. 원이 꽉 채워질 때까지 계속 그렸다. 원하는 색연필로 도형을 채웠다. 그 작업을 하는 동안 멤버들은 숨죽이며 집중하고 그렸다. 제목도 각각 달랐다. 평화와 안정을 느꼈다.

전인적 치유가 대세다. 마음과 육체 영성까지 3위 일체를 다 치유하는 것이다. 명상이 몸과 마음 영성까지 다 치유된다는 것은 다들 알고 있다. 차크라 명상을 통해 육체는 물론 마음과 영성까지 치유하여 건강한 삶을 영위한다. 오늘도 살아있음에 감사한다.

 두 번의 암이지만 괜찮습니다

5장

치유하는 행복,
치유하는 사랑

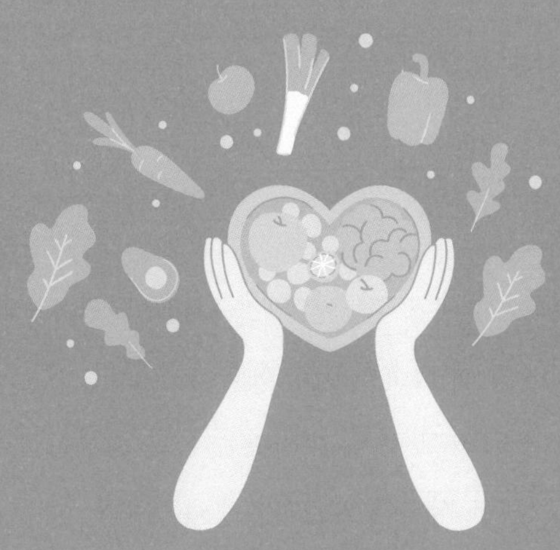

남을 위하는 유일한 길은 나를 위하려고 애쓰는 것이다

'행복은 건강을 만들고, 건강은 행복을 만든다.'라는 말이 있다. 건강하기 위해서 우리는 자신이 어떤 때, 무엇을 할 때 행복한지 알아야 한다. 여행은 생각만 해도 나를 설레게 한다. 일면식도 없었던 사람이 인연이 되고 새롭게 할 경험을 생각하면 입가에 미소가 저절로 번진다. 여행을 갈 때는 내가 원하는 것, 좋아하는 것을 선택한다.

제주도 가족 여행을 다녀오면서 앞으로 한 달 살기를 위해 숙소를 미리 예약하고 왔다. 제주도 한 달 살기는 나의 버킷 리스트였다. 물론 건강한 몸으로 하고 싶었다. 하지만 암환자임에도 제주도 한 달 살기는 설레는 일이다. 예약한 날로부터 날마다 설레며 기다렸다. 마음이 행복하니 건강은 저절로 좋아진다.

예전에는 5년 동안 대전대 대전한방병원에 입원해서 몸을 관리했었다. 보험에는 면책 기간이 있어서 1년 치료 후 6개월은 입원할 수 없다. 그 시기엔 제주도 한 달 살기로 몸을 다스렸다. 제주도는 공기도 좋고 이국적인 이미지 때문에 해외에 온 듯한 느낌이 든다. 여행의 설렘이 있다. 음식을 직접 해 먹을 수도 있다.

암 환우들에게 딱 좋은 환경이다. 매일 새로운 곳을 관광하며 좋은 공기와 멋진 풍광으로 힐링을 제대로 한다. 숙소를 한 달 예약하고 가족들은 시간 날 때마다 와서 함께 보내니 금상첨화다. 올레길을 걸으며 제주스러운 풍경과 마주하며 행복했다.

두 번째 한 달 살기 때는 올레길 걷기에 도전하여 26코스 428km를 완주했다. 몸의 건강함을 테스트하는

기회로 삼았다. 첫 번째 제주 한 달 살기 추석 연휴 때
는 남편이 함께했다. 한라산 백록담을 함께 탐방했다.
한라산 등반에 도전해 몸이 건재함을 확인했다.

그리고 세 번째는 봄에 제주 한 달 살기를 실행했다.
귤꽃 향이 그렇게 향기로운 줄 미처 몰랐다. 걷는 내내
귤꽃 향을 맡으며 행복했었다. 여행지에서 만난 사람들
은 여유로운 마음 때문인지 다 친절했다. 덕분에 친구
도, 동생도 만들었다. 제주에서의 인연은 평생 간다. 언
제 가더라도 반겨줄 이가 있는 제주도, 내겐 제2의 고
향처럼 느껴진다.

2024년 7월엔 지자체 프로그램을 통해 **함양에서 한
달 살기**를 하는 행운이 있었다. 날마다 관광지를 탐방
하고 블로그에 글을 쓰며 지역을 알리는 역할을 했다.
새로운 곳에서의 생활은 활력과 설렘을 준다. 매일 상
림공원에서 맨발 걷기를 실행하며 건강 관리를 했다.
그 고장의 문화를 탐방하고 인물들을 공부했다. 옛 선

　　　　　　두 번의 암이지만 괜찮습니다

비들의 활약상을 보며 영향력이 후손에까지 미친다는 교훈을 얻었다. 지금의 나라 살림꾼들이 갖춰야 할 덕목이다.

암 환우들은 행복한 일상을 만들어서 즐겨야 한다. 당신의 행복한 일상을 책임질 그것은 무엇인가? 건강하기만 하다면, 시간만 있다면 당장이라도 몸을 박차고 일어날 그것이 무엇인가? 내면의 나하고 대화하며 찾아서 실행해야 한다. 누구도 찾아주지 않는다. 스스로 찾아라. 스스로 찾을 때만이 당신의 '그것'이 모습을 드러낼 것이다.

산속에서 단식 기간을 겪는 동안 죽을 만큼 힘들었다. 오뉴월에 논바닥 갈라지듯 목마름이 심했다. 그 고통을 참아가며 산을 돌고 돌았다. 오로지 가족들을 생각하며 살아야 한다는 강한 의지로 버텨냈다. 자식을 향한 엄마의 사랑이다. 날마다 딸과 소통하며 **'엄마 사랑해'** 사랑의 에너지를 먹고 살았다. 아니 살아냈다. 어떻게든 살아서 딸 곁에 있고 싶었다.

하늘이 무너지는 아픔이 닥치면 아무것도 보이지 않는다. 머릿속이 온통 하얗다. 마음을 어떻게 잡아야 할지 아무 생각이 없다. 이 세상에 나 혼자 던져진 느낌이다. 상실감이 몰려든다. 마음을 다잡고 있는 그대로 나를 사랑한다. 따뜻함이 전해온다.

아침마다 산을 돌고 온 후 가족들에게 내 얼굴을 찍어 보냈다. 남편이 매일 얼굴을 보고 싶어 했다. 살펴보고 싶어서였다. 살 수 있을지 불안해서다. 최대한 건강하고 활기찬 모습을 보여주고 싶었다. 산책 후 세수를 말끔히 하고 앙상한 얼굴에 미소를 머금고 찍었다. 매일 아침 사진을 전송했다. 어떠한 역경도 가족의 힘 앞에서는 맥을 못 춘다. 날마다 딸과 소통하고 남편의 응원과 가족의 사랑으로 견디면서 삶의 의지를 불태웠다.

생명을 살리는 데는 에너지가 필요하다. 사랑의 힘이다. 가족, 부모 형제, 친구, 동료, 지인들의 사랑의 에너지가 모여 한 생명이 다시 태어난다.

부족한 '나'라고 해도 내가 나를 사랑해 주세요.
이 세상 살면서 이렇게 열심히 분투하는 내가
때때로 가엽지 않은가요?

엄마, 형제자매들은 피를 나눈 가족이다. 꺼져가는 생명을 살리기 위해 백방으로 애를 써주었다. 수시로 따뜻한 대화로 에너지를 보내준다. 사랑의 에너지다. 무조건 내 편이 되어 용기 주며 희망을 준다.

친구들도 돌아가며 찾아왔다. 함께 산을 돌며 응원하고 위로해 준다. 옛 추억을 떠올리며 메마른 입가에 웃음을 부른다. 따뜻한 말 한마디가 눈물겹게 고맙다. 그간 겪어온 생활들이 주마등처럼 펼쳐지며 감사함이 몰려온다.

투병 생활 중 환우가 몰래 아껴놨다 준 쑥개떡. 메시

          두 번의 암이지만 괜찮습니다

지로 사랑한다 보내준 환우들. 밤새 뜨개질을 하여 퇴원일에 맞춰 선물해 준 목도리 모자, 그 선물 받으며 행복했던 순간들. 감동이 몰려왔다. 전화를 했다, 고마웠다고. 눈물이 하염없이 흘렀다. 감동의 눈물이었다. 사랑의 에너지가 마음을 정화해 준다. 감사의 에너지, 행복의 에너지가 충만할 때 세로토닌이 분비되어 내 몸이 치유된다.

사랑은 우리가 가진 가장 큰 힘이다.

- 헬렌 켈러

집을 팔아서, 지구 끝 어디까지라도 가서 살린다

일상이 순조롭게 돌아가고 평안할 때는 소중함을 모른다. 눈앞에 큰 고난이 닥쳐오면 그 평온했던 날이 행복이었음을 그제야 깨닫게 된다. 사랑하는 두 딸과 남편, 단란했던 가정이 한순간에 무너졌다. 집안의 안주인이 청천벽력 같은 재발암에 걸렸으니 앞으로의 집안 사정은 불 보듯 뻔하다.

집안 살림과 자녀들 뒷바라지, 눈앞이 캄캄하고 두려움과 불안감이 몰려온다. 이미 겪은 암이라 재발이란 말만 들어도 그 말의 의미는 죽음과 같다는 걸 잘 안다. 뼈를 깎는 고통 속에서 가족의 사랑은 살아갈 이유, 견뎌낼 힘, 위로와 희망이 된다.

 두 번의 암이지만 괜찮습니다

재발암이라는 선고를 받고 죽음이라는 고통과 두려움에 빠져 있을 때, 남편이 해 준 그 한마디에 죽더라도 행복할 수 있음을 온몸으로 느꼈다. **"집을 팔아서라도, 지구 끝 어디까지라도 데려가 꼭 살려내겠다."** 위기에 몰려있을 때 구해 준 은인처럼 그 한마디에 근심 걱정이 눈 녹듯 스르르 녹아내렸다.

암이란 질병 앞에 자유로울 수 없다는 것을 잘 알고 있지만, 나를 사랑하는 그 마음 하나면 어떤 어려움도 이겨낼 수 있겠다는 힘이 생겼다. 나에게 책임질 가족이 있는 것 또한 의지를 불태우는 원동력이 되었다. 두 딸을 생각하니 살아야겠다는 의지가 불타올랐다. 어떻게든 살아서 앞으로 자라는 것 지켜보고 든든한 울타리가 되어야겠다고 다짐했다.

꺼진 불을 살려내듯, 꺼진 생명에 혼을 불어넣는 것은 가족의 강력한 사랑의 에너지다. 힘든 과정을 겪어내며 끝까지 포기하지 않고 끈을 잡을 수 있는 힘이 돼

준 것은 남편과 두 딸이었다. 물론 가족과 친구, 이웃들이 준 사랑의 에너지도 한몫 보탰다. 그 어려움을 알기에 주변에 암 환우 가족이 생기면 용기와 희망을 나누고 사랑의 에너지를 한없이 보낸다. '**한 아이를 키우려면 온 마을이 필요하다**'라는 말처럼 한 생명을 살리기 위해선 가족뿐 아니라 주변 모든 분들의 사랑의 에너지가 모여야 가능하게 된다.

말의 힘이란 대단하다.

사람들의 입에서 나오는 소리 즉 목소리는 진동을 하면서 공기를 타고 뻗어나가 상대방에게 전달되며 우주까지 전달된다. 우주는 이런 에너지들을 받아들여 증폭시키는 방식으로 사람들의 소원을 들어준다. 다시 말하면 사람들이 매일 입 밖으로 내는 모든 말이 주문인 셈이다.

-『2억 빚을 진 내가 뒤늦게 알게 된

소~오름 돋는 우주의 법칙』, 고이케 히로시

 두 번의 암이지만 괜찮습니다

공감한다. 강력한 그 말이 우주에 주문을 낸 셈이다. 그 주문처럼 의지는 더 강해지고 감사함이 채워진다. 나 자신부터 긍정의 에너지와 말로 우주에 주문을 내고, 가족과 주위에 모든 분들이 힘을 모아 한 생명을 살리게 된다. 말 한마디가 갖는 위력, 천금과도 같은 귀한 치유의 마력이다. 어떤 약보다도 강력한 말의 위력에 고개 숙인다. 감사합니다. 사랑합니다.

집을 팔아서라도, 미국이라도, 아니 세계 어디라도 데리고 가 살린다. 엄마가 아플 때, 너희 아빠가 해준 얘기다. 그때 너무나 안심이 되더라. 살 수 있겠다는 희망을 가졌단다.

첫 번째 암 선고를 받을 때 하늘이 무너지고 가슴이 아파 몇 날 며칠을 지새우며 지냈던 날이 엊그제 같구나. 어린 두 딸 초등 4학년, 6학년 애들을 생각하면 엄마 없는 삶을 살아가게 될까 봐, 눈물로 지새웠던 적이 더 많았단다. 어떻게든 살아서 어린 딸들 옆을 지켜야 하겠기에 삶의 의지를 불태우고 강인한 정신력과 긍정적 마인드로 극복 가능했었지. 엄마는 요즘 블로그로

새로운 세상을 알고 새로운 사람들과 소통하며 지내다
보니 너무 행복하단다.

그 과정엔 두 딸과 남편, 가족들의 따뜻한 사랑과 지
인들이 나를 향해 보내주는 좋은 에너지가 모여 한 생
명의 삶이 다시 태어났다고 생각한다. 어린 딸들에게
엄마의 암 선고는 내가 느낀 것처럼 하늘이 무너지는
아픔이고 마음 한구석에 트라우마로 자리 잡고 있을지
도 모른다.

한 번으로도 모자라 재발이라는 암 선고를 받을 때
는 이제 힘들 수도 있겠다고 생각했었다. 다른 장기에
만 안 갔어도 승산이 있다고 생각해서 절실하게 기도하
며 온 가족이 한마음으로 뭉쳤었지. 재발 때는 눈물은
별로 없었단다. 담담히 받아들이고 의젓한 대학생이 된
두 딸이 아빠하고 잘 살아갈 거란 믿음이 있었기 때문
이었다.

하지만 한 번도 아니고 두 번씩이나 가족들 가슴에 대못을 박은 게, 엄마가 너무 미안했다. 견디기가 힘들었었지. 3개월간 산속으로 떠날 때도, 두 딸들은 엄마만 생각하라며 다 큰 성인 같은 마음과 말로, 엄마에게 힘과 용기를 무한정 발사했었지. 엄마 곁에 와서 그 어려운 4박 5일, 6박 7일 과일 단식까지 하는 감사한 두 딸이었지.

어느새 훌쩍 커서 엄마를 걱정하고 힘을 주는 친구 같은 딸들이 됐단다. 멘탈을 지키며 공부에 매진하고 있는 큰딸, 1년 만에 초시에 임용고시를 합격해 가족에게 기쁨을 선사하고 의젓한 선생님이 되어 사회에 첫발을 내디딘 작은딸, 두 딸이 있어 엄마가 행복하단다.

나의 사랑하는 보물 1호들. 인성 바르고 영혼과 신체 모두 건강하구나. 넓은 마음으로 부모님을 이해하고 존경하며 사회생활 슬기롭게 적응하며 살고 있어 고맙다. 가끔, 아니, 자주인가? 엄마 아빠의 일로 편치 않게 해

     두 번의 암이지만 괜찮습니다

서 미안하다. 엄마는 엄마 선택에 대해 늘 책임질 거다.

일상은 크고 작은 선택의 연속이다. 신중하고 잘 생각해서 선택하고 본인의 선택에 대한 책임은 본인 몫이라는 걸 잊지 말거라. 사회생활은 관계 속에서 살아가게 된다. 가족 관계부터 시작하여 직장에서 동료 관계, 이웃 관계, 친구 관계 등 다 거론할 수 없을 정도로 모든 게 관계이고 인연이란다.

일이 일어났을 때 해결할 수 있는 힘은 마음 그릇과 마음 근육에 있다는 것 다 알고 있지? 늘 마음 그릇을 키워야 힘든 일도 다 수용하고 그 아픔을 자그맣게 생각하여 큰 상처 없이 보내게 된단다. 엄마 아픔으로 엄마뿐만 아니라 아빠, 두 딸들도 다 같이 마음 그릇, 마음 근육이 커졌다고 생각한다. 큰 마음 그릇과 튼튼한 마음 근육을 얻었으니 앞으로 삶에 어떤 난관이 닥쳐와도 잘 극복하리라 믿는다.

어느새 훌쩍 커서 부모의 보호자가 된 것 같은 두 딸이 있어 무한 감사하고 행복하며 살아가는 힘의 원천이 된다. 엄마는 엄마의 자리에서 최선을 다해 살아가련다. 건강하고 행복하게 내 좋아하는 삶을 즐기면서.

두 딸들, 올해 목표하는 바를 향해 지금처럼 멘탈 잘 관리하며 꾸준하게 나아가길 응원하고 기도한다. **'수신제가 치국평천하'** 무엇보다 나를 지키고 가족의 화목을 도모하고 나아가 사회를 위해 뭔가 기여할 수 있는 내가 되도록 우리 가족 함께 노력해 보자. 엄마가 역할을 위해 좀 더 노력해 볼게. 믿어주고 이해해 주고 사랑해 줘서 고마워. 세상에서 제일 사랑하고 자랑스러운 딸들, 엄마도 하늘보다 바다보다 사랑해요.

 두 번의 암이지만 괜찮습니다

**시금치도 있고, 더덕도 있다. 어제는 느타리버섯도 따
났다.** 친정 엄마께 전화를 드리니 하시는 말씀이다. 시
골에 가는 김에 채소를 항상 얻어온다. 어머니는 참나
무 등걸에서 나온 자연산 느타리버섯을 어제 땄다며,
본인 먹기 아까워 보관 방법을 고민 중이라고 함박웃음
을 지으신다. 엄마가 웃으시는 소리에 나도 저절로 미
소가 지어진다. 나는 먹을 복이 있다며 감사하고 사랑
한다고 전하며 전화를 끊었다. 곧 석문호흡 도장에 도
착해서 10시 수련을 시작해야 한다.

도장 계단을 오르는데, 문득 가슴이 찡하다. 눈시울
이 붉어질 정도로 뭉클하다. 그 귀한 버섯, 더덕, 시금

치, 토란, 마늘까지 모두 내 차지가 되었다. 아픈 딸에게 좋은 것이라면 아낌없이 주시려는 엄마 마음. 채소도 직접 유기농으로 길러, 오가며 먹을 수 있게 챙겨 주신다.

부모의 사랑은 언제나 조건 없이 깊다. 그런 사랑을 기꺼이, 감사히 받는다. 어떤 보약보다, 친정 엄마의 사랑과 정성이 깃든 채소가 더 강한 에너지로 느껴진다. 엄마의 정성이 담긴 채소는 내 영혼과 육체를 동시에 살찌운다.

올해로 96세가 되신 친정 엄마. 68세 딸을 위해 암에 좋다는 채소들을 아직도 손수 키우신다. 약도 비료도 없이, 퇴비만으로 정성껏 기르신다. 그런 엄마의 간절한 마음을 알기에, 나도 나의 건강 루틴에 하루 다섯 시간씩을 기꺼이 쓴다. 가족의 사랑, 기도, 응원이 나를 건강하게 지켜주는 힘이다.

    두 번의 암이지만 괜찮습니다

벌써 5년이 넘도록 건강을 유지하고 있지만, 가족들은 늘 내 건강을 살핀다. 재발을 경험했던 지난날이 있었기에 관심과 걱정은 여전히 이어진다. 나는 그 관심을 감사히 받으며, 나 역시 한 치의 소홀함 없이 루틴을 잘 지키고 있다. 정기적인 수련, 올바른 식사, 규칙적인 운동까지, 나의 일상은 단단하게 구성되어 있다.

친정 엄마가 까만 봉지에 담아 보내주신 귀한 채소들을 하나하나 꺼내 본다. 더덕은 두툼하고 향이 강하다. 껍질을 벗기자 손이 끈적끈적해질 정도다. 이 진한 향과 점성이 더덕의 생명력 같다. 자연산 느타리버섯은 찜기에 살짝 쪄서 양념장에 찍어 먹기로 했다. 향이 진하고 깊다. 많지 않은 양이라 엄마가 드셔도 좋을 텐데, 딸을 위하는 마음에 기꺼이 보내주셨다. 유기농 시금치는 도시의 로컬 푸드 매장 채소와는 질이 다르다.

태양의 양기를 듬뿍 받고 자라 단맛이 돌고 실하다. 남편도 이건 다르다며 맛있게 먹는다. 토란은 엄마가 잘 보관해 두신 듯하다. 지난 가을에도 맛봤던 그 토란, 껍질을 까고 손질해서 싸 주셨다. 마늘은 작년 한 해 동안 엄마표 마늘로만 지냈다. 시어머니께도 나누어 드릴 정도로 풍족하게 보내주셨다. 여러 번에 나눠 받아 냉동 보관해두고 쓰고 있다. 또 한 번 믹서에 갈아 비축 물량을 냉동실로 보냈다. 먹기 좋게 눌러 얼려두면, 필요할 때 뚝뚝 잘라 요리에 넣으면 된다. 딸들과도 나누어 먹는다.

정성껏 기른 채소를 손수 다듬어 보내주시고, 건강하게 생활하시는 엄마. 그 모든 것이 감사하다. 나도 두 딸을 둔 엄마지만, 엄마 나이에도 이렇게 건강하게, 강건하게 자식을 챙길 수 있을까 싶은 마음이 든다. 친정에서 받아온 이바지에는 언제나 행복이 넘친다.

좀 더 젊으셨을 땐 봄마다 제철채소인 쑥과 냉이, 각종 나물들을 다듬어 택배로 보내주셨다. 도우미 이모님도 그 이야기를 들으며 **"저도 친정 엄마한테 그런 택배 받**

　　　　　두 번의 암이지만 괜찮습니다

아보고 싶어요"라며 부러워하셨다. 사랑이 듬뿍 담긴 친정 엄마표 채소는 1차 손질이 되어 있어도, 내게는 여전히 하루 이틀 일감이다. 하지만 즐겁고 행복한 마음으로 주방에 선다. 요리를 하며 엄마를 떠올린다. 구부러진 허리로 하나하나 손질하셨을 엄마를 생각하면, 눈물이 핑 돈다.

밭을 일구시고 손발을 움직이시니 인지 능력도 여전히 좋으시고 건강도 유지하신다. 엄마를 기쁘게 해드리는 것이 자식의 도리라고 믿는다. 그 마음으로 맛있게, 정성껏 요리해 먹는다. 오늘도 엄마의 뜨거운 사랑에 감사드린다. **엄마, 영육 간에 건강하게 오래오래 사세요.**

병을 이겨낼 수 있었던 가장 큰 힘은 가족의 사랑이었다. 약이나 치료만으로는 설명할 수 없는 어떤 깊은 에너지가 내 안을 채워줬다. 사랑은 그렇게 무형의 약이 되어, 지친 마음을 다독이고 무너진 몸을 일으켜 세웠다. 특히 친정 엄마의 사랑은 나를 살리는 기적 같은

힘이었다. 채소 하나, 반찬 하나에 담긴 정성과 기도는
내 몸 구석구석으로 흘러들었다.

　그런 사랑을 받으며 어느 날 문득 이런 생각이 들었
다. 이제는 내가 받은 것을 돌려줄 차례라고. 엄마에게,
가족에게, 그리고 더 넓게는 세상에. 나도 누군가에게
힘이 되고 싶고, 내가 받은 사랑이 또 다른 누군가의 치
유가 될 수 있다면 그보다 더 큰 기쁨이 있을까 싶다.

　그래서 오늘도 마음을 다해 산다. 나의 시간, 나의 에
너지, 나의 정성을 나눌 수 있는 곳에 기꺼이 보태려 한
다. 그렇게 작은 실천이 모여, 또 다른 누군가의 하루를
밝히는 빛이 되기를 소망한다. 받은 사랑을 가슴에 담
아, 다시 세상으로 흘러보낸다. 그것이 내가 살아가는
이유이고, 치유의 또 다른 이름이다. 당신에게도 이 사
랑이 가닿기를 바란다.

　　　　　두 번의 암이지만 괜찮습니다

가장 따뜻한 약, 나눔과 공감

암 투병을 하다 보니, 내가 얼마나 많은 이들에게 빚지고 있었는지 절절히 깨닫게 되었다. 혼자서는 결코 해낼 수 없는 수술 과정이나 요양 병원 생활 등이 줄줄이 이어지면서 곁에서 도와주는 가족, 친지, 친구, 동료, 그리고 때로는 이름도 모르던 봉사자들의 손길까지 받게 되었다.

재발암 수술하고 한 달을 훌쩍 넘게 병원과 산속을 오가던 무렵, 수십 통의 전화와 메시지가 쏟아졌다. '괜찮니?', '우리 집에 와서 지내도 좋아.', '필요한 게 있으면 꼭 말해.'라는 한마디 한마디가 이토록 든든할 줄 미처 몰랐다.

물론 가장 크게 울림을 준 것은 같은 병동에 있던 환우들의 **'동병상련'**이었다. 항암으로 고생하는 사람, 재발을 겪어 힘들어하는 사람, 아직 막 수술을 앞둔 사람들이 서로에게 '경험'을 나눠 주었다.

'처음엔 밥맛이 없을 거야. 차라리 죽 대신 과일즙을 먹어보면 조금씩 나아질 거야.'

'일어나면 팔이 저릴 텐데 매일 아침 맨손체조를 꼭 해봐.'

소소한 조언들이 전문가의 처방보다 더 큰 힘이 되었다. 어떤 음식을 먹었더니 통증이 가라앉았다, 또 누군가는 늘 웃으며 지내다 보니 혈액 검사 수치가 좋아졌다는 등, 작은 경험담들이 낯설고 두려운 치료 과정 속에서 커다란 **'등대'** 역할을 해 주었다.

또한 마음이 우울해지거나 '나는 왜 자꾸 아프기만 할

　　　　　　　두 번의 암이지만 괜찮습니다

까?' 자책이 올라올 때, 다른 환우들의 긍정적인 태도가 안도와 희망을 주었다.

'나도 재발했었어. 그때 완전히 무너졌지만, 다시 일어나서 자연치유를 병행했더니 이렇게 회복됐어. 그러니 우리 충분히 해낼 수 있어!'

'나눔과 공감'이야말로 우리를 살리는 치유의 힘이었다.

환우 생활을 끝내고 일상으로 돌아왔다. 그때부터 주변 이웃들까지도 다시 보게 된다. 길에서 쓰레기를 줍는 어르신, 학교 앞 횡단보도에서 아이들을 안전하게 건너도록 도와주는 자원봉사자, 도서관에서 책 정리를 묵묵히 하는 사람 등, 그들 모두가 다양한 방식으로 '함께 살아가는 세상'을 만들어 가고 있었다. 직접 병을 겪어 보니, 아무런 이해관계도 없는 이들의 '작은 친절'이나 '하루 봉사'가 얼마나 소중한지 알게 된다.

나누는 삶은 전혀 특별한 일이 아니다. 서로 건네는 미소 하나, 도움이 필요한 사람에게 내미는 작은 손길 하나가 우리의 마음을 녹인다. 나를 살피는 힘을 준다. 힘든 사람이 있을 때 '내가 도울 게 있을까?' 하는 따뜻한 시선이 공동체를 튼튼하게 만든다. 무엇보다 이런 마음이 '돌고 돌아' 나에게 돌아온다. 내가 먼저 누군가의 손을 잡아줄 때, 결국 그 온기가 내 손에도 남는다.

암 환우들 중에는 투병 이후에 봉사나 기부, 혹은 환우 모임 활동으로 '인생 2막'을 여는 사람들이 많다. 투병 중에 크게 도움을 받았기 때문에, 그 빚을 갚듯이 자신도 다른 환우들에게 정보나 위로를 전하고자 하는 마음이다. 어떤 사람에게는 '이 과일즙이 도움되었어.' 하는 사소한 조언이, 또 누군가에게는 '며칠간 잠도 못 자서 힘들었는데, 같이 산책하자.' 하는 작은 제안이 말 못 할 희망이다. 그 작은 나눔과 공감이 돌고 돌면서, 결국 우리 모두를 치유한다.

　　　　　두 번의 암이지만 괜찮습니다

나도 이웃과 환우를 돕는 여러 활동에 적극 참여한다. 이 책을 쓰는 일도 그렇다. 구체적으로는 암 환우들을 위해 식이요법과 명상법을 알려준다. 블로그에 꾸준히 글을 올린다. 처음엔 '내가 뭐라고…….' 주저했다. 그러나 내 경험 하나가 필요한 누군가가 반드시 있다. 봉사를 통해 큰 보람과 기쁨을 느낀다.

나눔 때문에 결코 내가 손해 보지 않는다. 오래전부터 우리 선조들은 **'한 사람이 즐거우면 열 사람이 즐겁고, 열 사람이 즐거우면 온 동네가 즐겁다.'**라고 하지 않았던가. 건강하게 오래 살려면, 내 건강만 신경 쓰지 마라. 주변과 더불어라. 그 여정에서 주고받은 사랑과 나눔이야말로 회복과 치유의 씨앗이 될 것이니.

암 선고를 받고 나니 일상이 송두리째 흔들렸다. 가장 소중했던 '평범함'이 흔적도 없이 사라졌다. 출근하며 아이 등교를 챙기고, 주말에는 가족들과 장도 보고, 저녁에는 남편과 날씨 이야기를 나누고 TV 소리를 배경 삼아 도란도란 시간을 보내던 삶이 그리웠다. 그토록 당연했던 하루하루가 간절해졌다.

하지만 막상 병이 찾아오고 나서야, 그 **평범한 일상**이 얼마나 큰 행복이었는지 깨닫게 되었다. 병에 걸리고, 한동안은 일상도 잃어버렸다. 새벽에 눈을 뜨면 '오늘도 버틸 수 있을까' 하는 걱정뿐이었다. 밥을 먹고 싶어도 입안 가득 쓴맛이 올라왔다. 도저히 숟가락을 들

 두 번의 암이지만 괜찮습니다

수 없었다. 기운이 없어 다리 한 번 뻗기도 힘겨웠다. 뭣보다 두려웠다.

'다시 이전처럼 평범하게 돌아갈 수 있을까'

그때, 문득 이런 생각이 들었다.

'나는 지금 행복하지 않은가?'
'지금 당장은 힘들어도, 여전히 누릴 수 있는 작은 행복들이 있지 않은가.'

조금씩 희망이 움텄다. 남편이 새벽같이 차려 준 미음 한 그릇에도 '내 곁에 나를 보살펴 줄 사람이 있구나' 안도감과 감사함이 스며 있었다. 병실 창문 너머로 비추는 아침 햇살, 문 앞 의자에 놓인 딸아이의 짧은 편지, 전화를 걸어 '요즘 어떠냐'고 묻는 오랜 친구의 염려. 이 모든 것이 여전히 내가 살 이유였다.

물론 마음먹는다고 하루아침에 상황이 180도 달라지지는 않는다. 하지만 '행복'이란 거창하거나 특별한 순간에만 오는 게 결코 아니다. 당연하다고 여기는 매순간 생활 속에 숨어 있다. 건강할 때는 그 평범함이 눈에 잘 들어오지 않는다.

몸이 회복된 후, 사소한 순간을 더 귀하게 여긴다. 신선한 공기를 마시며 아침 산책을 할 수 있다. 좋아하는 과일을 직접 깎아 먹을 수 있다. 하루에 몇 시간씩 책을 읽을 수 있다. 전부 이전에는 당연하게 여겼던 행복의 조각들이었다.

자연치유의 길을 걷는 사람들, 그리고 힘든 항암 과정을 견디는 사람들에게는 더욱 이 '작은 행복'을 찾아내는 능력이 필요하다. 몸이 아플수록 마음은 더 움츠러들기 때문이다. 잘못하면 스스로를 '불행의 늪'에 가두게 된다.

매일 아침, 눈을 뜨면 '오늘 나에게 주어진 가장 작은

　　　　두 번의 암이지만 괜찮습니다

행복은 무엇일까?' 물어봐라. 문득 떠오르는 '감사'가 항상 있다. 그것은 책상 위에 두고 간 가족의 포스트잇 메모일 수도 있고, SNS 메시지 하나일 수도 있다. 친구가 보낸 짧은 '힘내' 한마디에 하루를 버티기도 한다.

'행복'이란 건강함의 지표이기도 하지만, 동시에 건강을 일으켜 세우는 에너지원이다. 몸과 마음이 지쳐 더 이상 버틸 수 없다고 느낄 때, 작은 행복 하나가 커다란 위로가 된다. 그 위로를 계속 이어가라. 어느새 밑바닥 같던 기분이 조금씩 빛으로 채워진다.

암 투병 기간은 내가 '행복의 본질'을 깊이 깨닫게 된 소중한 시간이었다. 하루라도, 한순간이라도, 기쁘게 웃을 수 있는가? 그 순간 자체가 바로 치유다. 투병 중인 이들에게도 반드시 **지금, 여기서** 행복을 발견할 수 있는 기회가 있다. 작은 발견들이 쌓여, 어느 날 문득 자고 일어나면 이전보다 더 건강하고 행복한 당신이 기다리고 있다.

거창한 계획 대신 오늘을 읽고 쓴다: 내 인생의 진짜 버킷리스트

새해가 밝았다. 붉은 말의 해, 병오년이다. 예전 같으면 365일을 어떻게 채울지 거창한 계획부터 세우며 설레었을 것이다. 지난해 세웠던 버킷리스트를 펼쳐본다. 큰딸 독립시키기와 브런치 작가 되기는 이뤘지만, 종이책 출간과 제주 1년 살기는 미완성으로 남았다.

아쉽지 않다. 지난해 6월, 뜻밖의 대형 교통사고를 겪으며 많은 것을 깨달았기 때문이다. 두 번의 암을 이겨냈건만, 죽음은 예고 없이 내 앞에 나타났다. 병상에 누워 생각했다. 세상에 그토록 급하고 대단한 일은 없다. 서두를 필요가 전혀 없었다. 출판사에 투고했던 원고 진행도 잠시 미루라는 우주의 신호로 받아들였다.

　　　두 번의 암이지만 괜찮습니다

밀어붙이지 않고 순리에 따랐다.

시간이 흘러 새해가 되니 모든 것이 자연스럽게 제자리로 돌아왔다. 놀라운 것은 내 마음의 근육이었다. 10주간 병원에 누워있는 동안에도 내 일상은 단단했었다. 입원 2주차부터 다시 병원으로 책을 주문해 읽었고, 잠시 중단했던 블로그 글쓰기와 단식 단톡방 관리도 묵묵히 제 위치로 돌려놓았다.

마음 한구석에 미완성으로 남겨둔 '**종이 책 출간**'에 다시 불을 지핀 건 인연의 힘이었다. 함께하는 독서 모임의 리더가 숙제를 내주듯 용기를 불어넣어 주었다. 투고했던 출판사에 다시 연락해 보라며 등을 떠밀어 주었다. 혼자서는 멈칫했을 길도, 옆에서 믿고 챙겨주는 이웃들 덕분에 다시 걷게 된다. 올해의 첫 번째 버킷리스트는 그렇게 자연스럽게 '종이책 마무리'가 되었다. 사실 올해는 종이에 적어둔 거창한 버킷리스트가 없다.

그저 물처럼, 바람처럼 흐르는 대로 살 참이다. 여고 친구 어머니가 무심코 툭 던지셨던 덕담이 가슴에 깊이 와닿는다.

"그냥 되는 대로 살아라."

대충 살라는 뜻이 아니다. 아무 일 없는 평범하고 무탈한 하루를 살아내는 것 자체가 기적이고 행복임을 아는 자만의 여유다. 이것을 깨달으니 삶을 서두르지 않게 된다.

거창한 목표는 없어도 매일 멈추지 않는 단단한 루틴은 있다. 바로 '독서'와 '글쓰기'다. 매일 블로그에 글을 쓰며 마음을 다잡는다. 힘들 때는 위로받고, 이웃과 소통하며 유쾌하게 살아가는 블로그 세상은 참으로 따뜻하다. 인풋이 있어야 아웃풋이 나오는 법이다. 꾸준한 글쓰기를 위해 독서는 필수다. 2024년 9월부터 시작한 독서 모임을 꾸준하게 이어오고 있다.

   두 번의 암이지만 괜찮습니다

일주일에 한 권, 1년이면 50권이다. 하루 몇십 페이지의 독서가 쌓여 단단한 습관이 되고 내 인생의 보물 창고가 된다. 혼자 읽어도 좋지만, 함께 같은 책을 읽고 통찰을 나눌 때 지혜는 배가 된다.

한 권의 책에는 작가의 치열한 인생이 고스란히 담겨 있다. 내가 직접 겪지 못한 세상의 지혜와 통찰을 배울 수 있다. 매 끼니 밥을 먹어 육체를 살리듯, 매일 책을 읽어 마음과 정신에 에너지를 공급한다. 독서는 내 인생의 소풍이 끝나는 날까지 결코 멈추지 않을 것이다.

누군가 말했다. **계획은 어차피 틀어지기 위해 세우는 것이라고.** 삶에는 늘 예상치 못한 변수와 문제가 발생한다. 거창한 계획에 목매기보다, 내 앞에 벌어진 상황을 유연하게 수용하는 마음가짐이 훨씬 중요하다. 무탈하고 평범한 일상이 누군가에게는 그토록 간절한 버킷 리스트다. 과도한 욕심을 내려놓고 지금, 바로 이 순간에 집중하라. 온전히 받아들이고 사랑하며, 지금 내 모

습 그대로 만족하는 삶. 그것이 내가 숱한 생사의 고비
를 넘어 찾아낸 내 인생의 진짜 버킷리스트다.

 두 번의 암이지만 괜찮습니다

나를 사랑, 그리고 세상을 사랑

투병 시절, 굉장한 외로움에 사로잡혔다. 가족이 옆에 있고, 친구나 동료들이 위로를 해줘도 가슴 한가운데가 텅 빈 것 같았다. '이 고통은 결국 내가 다 겪어야 하는데, 아무도 대신 살아줄 수는 없구나.' 그런 허전함을 지우려 일부러 사람들을 만났다. 그러나 너무나 지쳤다. 어느새 '나 혼자 이 세상에 버려진 느낌'이 또 밀려온다.

시간이 흐르고 몸 상태가 조금씩 회복될 즈음, 한 문장을 발견한다.

**'자신을 구하는 유일한 길은
남을 구하려고 애쓰는 것이다.'**

-『그리스인 조르바』

이 문장도 옳다. 그러나 나는 오히려 반대로 생각하는 게 투병 중에는 좋다고 본다.

'남을 구하는 유일한 길은 나를 구하려 애쓰는 것이다.'

이 말은 항상 가슴을 울린다. 내가 나를 함부로 대하면 결국 주변인도 함부로 대하게 된다. 스스로를 험히 대하는 마음으로 사랑과 배려를 베푼다는 것은 불가능하다. 매일 아침 거울을 보며 '괜찮아, 오늘도 잘 버틸 거야'라고 다독여라. 너무 지친 날에는 그냥 아무것도 하지 않고 충분히 쉬어라. 작은 실천을 계속 반복해라. 그러다 보면 점점 '온전한 자기 자신'으로 돌아온다. 내가 나를 존중하니 다른 사람에게 억지로 나를 맞추거나 작게 보이려 하는 태도는 사라졌다. 그때서야 병을 정면으로 바라보는 용기가 온다.

'난 아플 수도 있어, 그래도 괜찮아. 내가 나를 포기하지 않는다면 분명히 나아질 거야.'

 두 번의 암이지만 괜찮습니다

이런 변화를 겪으니, 이전보다 더 깊이 가족과 주변을 사랑하게 된다. 저절로. 실제로 남편과 딸들에게도 '고마워.'라는 말을 더 자주 하게 되었다. 내가 나를 먼저 지켜야 가족도 행복해진다. 그러면 투병이나 자연치유 과정에서 느끼던 불안도 점차 사라진다. '나'가 건강을 되찾으니, '우리'가 더 단단해진다.

그때서야 세상을 향한 마음의 지평이 넓어진다. 병원 로비에서 환우들을 봐도 서둘러 지나치는 대신 '힘드시죠? 저도 비슷한 경험을 했어요. 조금이라도 도움이 될까요?' 하며 말을 건넸다. 나를 사랑하자 오히려 세상을 살피는 시야가 넓어졌고, 나누고자 하는 마음의 깊이도 절로 깊어진다.

누구나 때로는 병으로, 때로는 실연이나 경제적 어려움으로, 혹은 예상치 못한 불행으로 흔들린다. 물론 괜찮다. 흔들리더라도 자신을 다시 붙잡아줄 단단한 기반을 세워라. 그건 바로 **'자기를 사랑하는 마음'**이다. 그리고 그 사랑이 자라면, 우리는 당연히 세상과 이웃을 보듬게 된다. 인간은 기본적으로 '연결'된 존재이기 때문이다. 다른 생명을 존중하고, 그들과 따뜻한 마음을 나누면 그것이 곧 '내 안의 사랑'을 지켜 나가는 일이 된다.

특히 암 환우로 살아가는 동안, 주변의 눈치나 동정 어린 시선에 자꾸 움츠러든다면 '내 안의 사랑'을 먼저 점검해야 한다.

'내가 나를 있는 그대로 받아들이고 있는가?'
'아픈 모습을 부끄러워하거나 원망하지는 않는가?'

스스로 살펴라. 정작 내가 나를 버리고 있는데, 어찌 남들에게 진심으로 사랑받을 수 있겠는가? 스스로의 가치를 보살피고, 몸이 아프면 당연히 쉬어도 된다는 것을 용인해야 한다. 결국 삶의 방향과 치유의 핵심은 '자기 긍정'이 시작이다.

       두 번의 암이지만 괜찮습니다

'나는 소중하다. 어떤 모습이든 나다. 지금 이 순간도 불완전할지 모르지만, 충분히 귀하다.'

그러면 암이나 어떤 질병이 나를 흔들어도 결국 다시 일어설 힘이 생긴다. 그리고 그 힘이 주위로 퍼진다. 즉 '내 안의 사랑'이 세상에 스며든다. 힘겨운 투병도 끝난다. 그 끝자락에서 '아, 그래도 내가 나를 끝까지 포기하지 않았다. 그래서 여기까지 왔구나.' 웃을 수 있기를 바란다. 그리고 그때, 내 안에 피어난 사랑이 더 많은 사람들에게 전해져, 함께 치유되고 회복하는 아름다운 이야기들이 이어지기를 진심으로 소망한다.

지그시 눈을 감고 내 인생을 돌아본다. 주마등처럼 지난 시간들이 스쳐 지나간다. 나는 평범한 농부의 딸로 태어났다. 넉넉지 않은 형편이었지만 6남매가 오손도손 자랐다. 부족한 형편에서도, 부모님의 교육에 대한 열정은 누구보다 뜨거웠다.

덕분에 전주로 진학하여, 당시 실업 명문이던 전주여상에 당당히 합격했다. 시골에서 딸을 교육시켜 도회지로 진학시키는 일은 무척 드물었다. 마을에서 도회지로 진학한 유일한 학생이었다. 남존여비 사상이 남아 있던 시절, 딸의 교육을 선택한 부모님의 결단은 쉽지 않았을 것이다.

그 기대에 보답코자 성실한 모범생으로 학창 시절을 보냈다. 목표했던 은행 입사 시험에도 단번에 합격했다. 부모님께 가장 벅찬 기쁨을 드린 순간이었다. 입행해서도 본연의 성실함으로 반듯한 은행원으로 살아갔다. 동료들 사이에서는 소통의 달인으로 불렸다.

그러던 중 아버지의 갑작스러운 별세로 삶은 큰 전환점을 맞았다. 어린 나이에 가장의 역할을 맡아야 했고, 남은 동생 셋을 전주로 데려와 생활을 책임졌다. 은행 급여를 쪼개고 아껴가며 동생들을 보살폈다. 돌이켜보면 그때부터 스스로 판단하고 감당하는 힘이 자연스레 몸에 배었다.

그 시절을 굳건히 버텨낸 저력이, 훗날 두 번의 암 투병을 버텨낼 강인한 정신력과 단단한 의지를 만들어 주었다. 늦은 나이에 결혼해 두 딸을 키웠고, IMF 경제 위기 속에서도 굳건히 자리를 지켰다. 2015년, 긴 은행원 생활을 명예롭게 마무리했다.

돌보았던 두 남동생은 공직에서 정년퇴직을 했다. 남편 또한 대학에서 정년을 맞았다. 두 딸 역시 각자의 자리에서 각자의 길을 성실히 걸어가고 있다. 한때는 고단하고 힘든 삶인 줄만 알았다. 돌아보니 그 길 위에 눈부신 보람과 행복이 곳곳에 스며 있었다.

불행과 행복, 기쁨과 슬픔은 늘 함께였고, 그 모든 시간이 지금의 나를 만든 소중한 흔적이 되었다. 누군가 내게 "다시 청춘으로 되돌려 준다면 돌아가겠느냐"라고 묻는다면 단호하게 대답할 것이다. 절대 돌아가지 않겠다고.

그때처럼 치열하게 살아낼 자신이 없기 때문이다. 지금 이대로가 좋다. 의무의 시간을 지나, 비로소 나를 위해 쓸 수 있는 이 평온한 시간이 참으로 소중하다. 이제는 이 시간을 온전히 누리며 살아가고 싶다. 거친 파도를 지나 여기까지 온 나의 인생에, 깊은 존경과 따뜻한 박수를 보낸다.

　　　　　　　두 번의 암이지만 괜찮습니다

해피손, 60평생 수고했다. 존경한다, 나의 인생. 사랑한다, 해피손 ♡

96세 친정 엄마가 68세 딸에게…

　며칠 전 96세 친정 엄마가 전화하셨다. 내용은 '낙상 주의' 문자가 계속 들어오니 바깥출입을 하지 말라는 전화였다. 96세 친정 엄마가 68세 딸에게 전화한 이유였다. 난 엄마에게 언제부턴지 형제 중에 제일 아픈 손가락이 되었다. 아무 걱정 없던 친정 엄마께 고민거리를 안겨드렸다. 코끝이 찡해 왔다. 그 연세에 혼자서 생활하신 친정 엄마, 감사하고 얼마나 고마운지 모른다. 자식들이 복받았다 생각한다.

　그 또래 어른들은 보통 요양 병원에 계신다. 자녀가 찾아가도 알아보지도 못하고, 사는 게 말이 아니다. 시골에서 혼자 스스로 생활하시고 아픈 딸 먹이려고 채소를 약과 비료도 안 주고 길러 보내주신다. 얼마나 힘들 게 길렀을까 싶어 채소 한 잎도 버리지 않으려고 꼼꼼하게 다듬어서 챙겨 먹는다. 채소가 아니라 친정 엄마의 사랑과 정성이 담긴 에너지다.

블로그 이웃님들 글에서 친정 엄마 애길 종종 듣는다. 치매로 병원에 누워 있는 분, 거동이 불편해 자녀들이 함께 돌보고 계신 분, 그걸 볼 때마다 감사함은 커져 간다. 친정 엄마의 존재만으로도 큰 나무처럼 든든한 울타리가 된다.

자녀들이 돌아가며 전화를 드린다. 워낙 의지가 강하고 인지 능력이 뛰어나셔서 대화도 잘 통한다. TV 건강 프로를 고정으로 보시며 암에 좋은 재료를 다 알려주시고, 씨앗을 사다 심어서 주시곤 한다. 당근, 무, 비트, 가끔은 파프리카도 길러서 주신 적 있다. 부추, 상추, 시금치, 호박, 가지 등 시골 갈 일이 있으면 들러서 받아온다. 햇볕을 충분히 받고 자란 유기농 먹거리 덕

분에 건강을 찾는다. 맛도 좋다. 좋은 땅에서 정성과 사
랑으로 자라서이다.

시골엔 마을 회관이 있다. 동네 어른들의 사랑방이
다. 할머니들이 주를 이룬다. 우리 엄마는 그곳에서 '박
박사'로 통한다. 성함이 '박복순 여사'이시다. 동네 역사
를 머릿속에 다 넣고 계신다. 어떤 집의 제사가 언제인
지 다 기억하신다. 작은 집에 제삿날에 갔더니 내일인
지 알았다며 서둘러 준비했단다. 마을 회관 할머니들은
본인 나이를 우리 친정 엄마한테 묻는다. '아짐! 내 나
이가 올해 몇이지?' 하며 말이다. 지난번 뵈었을 때 들
은 얘기다.

위가 아파 내시경을 하러 내과에 가셨다. 자식들 오
라 가라 안 하시고 혼자 내과를 가셨다. 주민번호를 다
외우고 계셔서 가능했다. 굳건히 생활하시니 자식들이
감사할 뿐이다. 한편으론 죄송하기 그지없다. 마을회관
에 의료기가 설치되어 있다. 조작이 어려워 다른 분들

　　　　두 번의 암이지만 괜찮습니다

은 사용을 못 한다. 마을에서 최연장자인 친정 엄마가 의료기 조작자다. 필요한 분이 있으면 우리 엄마가 조작해 주신다.

세상 물정이나 돌아가는 뉴스도 다 접하시고 자식들에게 귀동냥한 정보도 있어 손자 군대 갈 때 방위산업체로 갔으면 좋겠다는 말씀까지 하신다. 연세 드셨어도 대화가 통하는 친구 같은 친정 엄마이시다. 자주 찾아뵙지 못하고 여행도 못 모셔서 죄송하다. 친정 엄마는 생신 때 우리가 머무는 1박 2일을 그렇게 기다리신다. 내년엔 2박 3일로 하루를 더 늘려보려 한다. 친정 엄마의 생활력을 닮아 형제자매가 나 빼놓곤 지금까지 일을 하고 있다. 어렸을 때 부모로부터 받은 교육의 결과이다.

지금 이 책을 읽고 있는 독자라면 같은 동병상련의 아픔을 겪고 있거나, 겪었거나, 지금 막 암 선고를 받고 길을 헤매고 계실 거라 생각한다. 또는 사랑하는 가족과 지인의 곁을 지키며 함께 무게를 지고 계신 분들,

다른 병으로 몸을 이끌고 힘겹게 투병하고 계신 환우일 수도 있겠다. 우리는 누군가의 소중한 딸이고 아들이며, 동시에 든든한 부모다. 누군가에게는 책임져야 할 삶의 무게를 지고 있지만, 누군가에게는 사랑스러운 자식이다.

구순 노모도 자기 몸을 이리 건강하고 정성스럽게 다스리는데, 자녀인 우리도 몸 관리하기는 충분하다. 힘을 내보자. 먼저 자기 자신을 온전히 사랑하고 따뜻하게 안아주자. "그동안 정말 수고 많았다."

스스로를 다독이며 앞으로 소통하며 잘 살아가자고. 나 자신을 이기는 게 가장 어렵다. 나의 마음이 사랑으로 충만할 때 치유가 시작되고, 주변으로 사랑이 넘쳐흐른다. 사랑하고 무조건 내 편인 가족이 있고, 따뜻한 이웃이 있어 세상은 살 만하다. 스스로 마음을 다잡고 일어서면 모든 게 일사천리다.

두 번의 암이지만 괜찮습니다

오늘도 힘겨운 나날을 꿋꿋하게 버티고 계신 환우들! 잘 살아왔고, 충분히 잘 살고 있고, 빛나게 잘 살아갈 거라 확신한다. 사랑한다 친구야 ♡

　나이 드신 친정 엄마께 효도하는 길은 건강 잘 관리해서 부모보다 먼저 가지 않는 것이다. 친정 엄마 마음을 절절히 느낀다. 딸을 생각하면 바로 안다. 딸이 나보다 먼저 간다고 생각하면 살기 힘들 것 같다. 친정 엄마가 겪은 마음고생이 고스란히 느껴져 가슴이 미어진다. 어떻게든 자식을 살리려는 마음이 보여서다.

　몸에 좋은 것이 있으면 내 차지가 된다. 콩나물 콩도 농사지어 다 나를 주신다. 그 덕분에 콩나물도 직접 길러 먹는다. 못생겼지만 마늘도 길러 주신다. 자식을 살리려는 간절한 마음이 새 생명을 살린 것이다. 엄마의 사랑은 끝이 없다. 하늘보다 높고 바다보다 깊다. '엄마'라는 이름만 들어도 가슴이 찡하다. 딸에게 친정 엄마는 큰 산이며 푸른 바다다. 다 안아주고 품어준다. 건강하게 오래오래 함께 살아요. 감사합니다. 행복합니다.
엄마 사랑합니다.

두 번의 암이지만 괜찮습니다